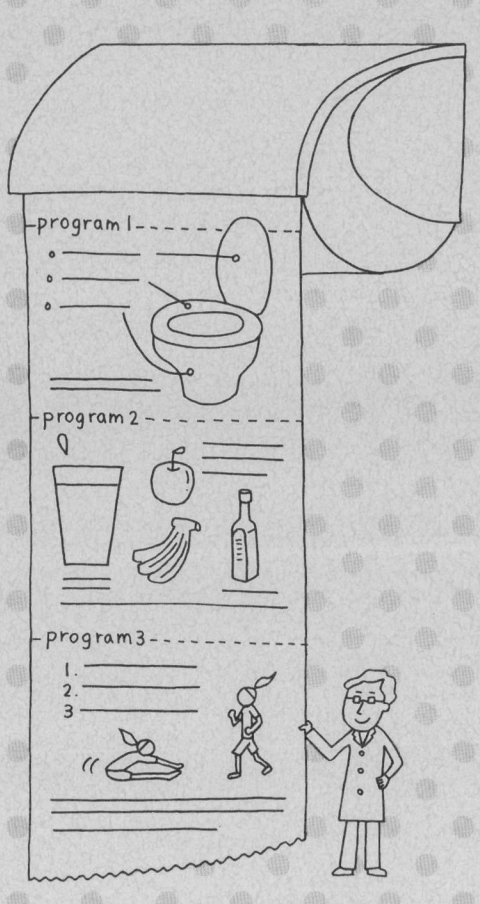

「排便力」が身につく本

重症の便秘も治る！専門医が教える生活プログラム

松生クリニック院長
松生恒夫

ビタミン文庫
マキノ出版

はじめに
便秘の治療はオーケストラの演奏と同じ

私は、2004年に『「腸内リセット」で便秘は必ず治る』(マキノ出版刊)という便秘に関しての初めての本を書きました。どちらかというと軽い便秘の人が自分で行うことのできる便秘解消法を紹介したものです。この本は大変な反響があり、私の開院しているクリニックの「便秘外来」には、便秘に悩む数多くの患者さんがやってくるようになりました。

その患者さんたちから話を聞いて改めてわかったことは、「腸内リセット」だけではよくならない、いわば重症の便秘の人がかなりいるということでした。ちなみに本来は、便秘の明確な定義はなく、2~3日に一度排便があり、特に自覚症状がなければ便秘とはいわないというのが学会内における共通認識なのです。

ですから、便秘に軽い、重いの明確な定義はありません。しかし、私の経験から見ても、明らかに重度と思われる症状の便秘があります。たとえば1週間から10日に1回しか排便がない。もっとひどくなると、下剤を使わなければ1週間でも2週間でも便が出ないままになってしまうなど……。このような人は、自力で排便する力、つまりは「排便力《はいべんりょく》」が明らかに低下しています。

そして、重症便秘の患者さんたちの多くはなんらかの形で、下剤に依存する生活を送っています。下剤の服用量が、規定量内であればまだ問題ありません。しかし、人によっては通常量の倍から数十倍の下剤を飲んでいる人もいます。また、下剤の服用歴が1年以上は普通で、数十年におよぶようなケースもあります。

軽い気持ちで市販の下剤を使ってみたら便秘がよくなったため、便が出なくなるたびに薬を飲む、ということをくり返した結果、下剤の依存症状を引き起こした人もいます。その一方で、医療機関にかかっているのに、下剤の乱用から抜け出せない患者さんもいます。

あとで詳しく述べますが、多くの医療機関では便秘を訴えて受診しても、下剤を処方されるだけで、食事療法など便秘の根本治療を丁寧に行ってくれるところはあまりないのです。この、下剤を処方するだけか、下剤と併行して食事療法などの根本的な見直しを行うかが、便秘を完治させるための重要な分かれ道になります。

つまり、下剤は連用するものではなく、あくまでも困ったときに短期間、飲む薬なのです。

そのうえで食事療法をはじめとした生活習慣の改善に力を注げば、早い時点で下剤をストップできます。あくまでも一時的な便秘ですみ、慢性化《まんせいか》はしません。が、多くの人は苦痛から逃れようと、さらに多くの下剤を飲んでしまうのです。これが慢性便秘→下剤を通常量以上に連日服用してしまうという「下剤依存症《げざいいぞんしょう》」に陥《おちい》ってしまう原因です。

最近は、軽い便秘であれば友人同士の会話に上ることも多くなり、便秘に関する情報交換もしやすくなりました。しかし、便秘が重くなればなるほど人にいいにくくなり、孤立したまま下剤に頼り続けるようになります。それが、さらなる悪循環を生み出すのです。そして、当院で初めて心の内を話し、「下剤からなんとか離脱したい」と切実に訴えてきます。

そこで私は、なんとか便秘を治したい、下剤を使い続けているけれど、薬の量をへらしたいという悩みを抱える患者さんたちを下剤から離脱させ、自然の排便を取り戻し、排便力をつけるための治療に試行錯誤してきました。

実は、下剤依存症の患者さんに対する治療法は、どんな医学の教科書にもほとんど書かれていません。また、実態すらも明白になっていないのです。

そこで、私のクリニックで経験してきた内容を整理して、紹介しようというのが本書の狙《ねら》いです。排便力をつけるための治療法から日常生活のアドバイスまで、可能な限りわかりやすく説明しました。

下剤依存症予備軍ともいえる軽い便秘の人や、便秘はそれほどひどくないけれど、腸の機能が弱くなっている「停滞腸《ていたいちょう》」の人は、本書のプログラムを行うことで確実に排便力がつき、健康な腸になって便秘を解消することができます。

ただし、重症の人に関しては、私個人も、まだまだ下剤依存症の全容を把握《はあく》したわけではありませんし、正直にいって悪戦苦闘中です。したがって、徐々に排便力を取り戻すための方法を、現在わかっている範囲内で述べさせていただくことをご了承ください。

私は、「便秘や下剤依存症の治療はオーケストラの演奏と同じ（いくつもの要素が絡《から》み合い、治療もさまざまな方法を併用するため）」と常々感じています。

便秘は重症になればなるほど、簡単に治るものではありません。しかし、排便力が身につくことで得られる健康な腸と体は、なににも代え難いものです。ぜひ、この本を手に取った人は、便秘の治療に対しての理解を深め、じっくりと治療に取り組んでいただきたいと思います。時間はかかっても、必ず、「排便力」を取り戻すことは可能です。よい結果が出ることを信じて……。

松生クリニック院長　松生恒夫

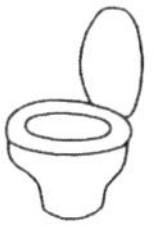

contents
「排便力」が身につく本

はじめに　便秘の治療はオーケストラの演奏と同じ・001

第1章 「排便力」が身につけば全身が健康になる!・009

衰えた腸が排便力を鈍らせる・010

「薬で出せばいい」は大きな間違い・010

停滞腸がふえている・012

理想の大腸とは・014

腸は老廃物を出し生命活動を維持する重要な器官・014

結腸・直腸・肛門の連携プレーができていること・016

腸には独立した脳がある・019

コラム1　便の状態で見る大腸のセルフチェック・022

コラム2　ストレスとセカンド・ブレイン・023

第2章 増加する重症便秘と「下剤依存症」・025

どんな重い便秘もささいなきっかけで始まる・026

500万人を超すと見られる便秘人口・026

便秘が女性に多い理由・028

高齢者の約半数に下剤が処方されているという報告もある・029

便秘はほうっておいてはいけない病気・029

便秘は腸内環境が悪化したサイン・033

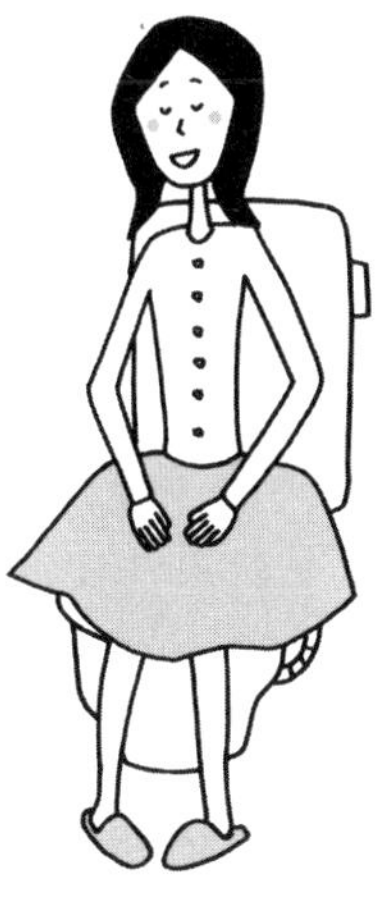

小さな原因が積み重なって便秘が悪化・036
便秘の重症度を自己チェック・036　便秘が悪化する理由・039
便意がなくなったら要注意！「便意のない便秘」・047

下剤が手放せない「下剤依存症」がふえている・051
ささいなきっかけで下剤に頼ってしまう・051　下剤依存症への道・052
下剤依存症チェックリスト・054　確実にふえている下剤依存症・057
いろいろある便秘薬の種類・060　下剤の副作用・063
下剤は使い分けが大切・066　便秘に有効な漢方薬・068

第3章　「排便力」を身につける生活習慣・073

軽い便秘は確実に自分で治せる・074
食事の改善が排便力を高める第一歩・074　食養腸に欠かせない7種の食材と栄養素・076

自宅でできる1週間の便秘治療「腸内リセットプログラム」・082
疲弊した腸をまっさらな状態にする・082　【1日目】下剤で便を出し切ってからスタート・082
【2〜7日目】きれいにした腸を健康な腸に変えていく・088
プログラム終了後の「腸内クリーン維持法」・104

コラム3　腸プラス食品と腸マイナス食品・107

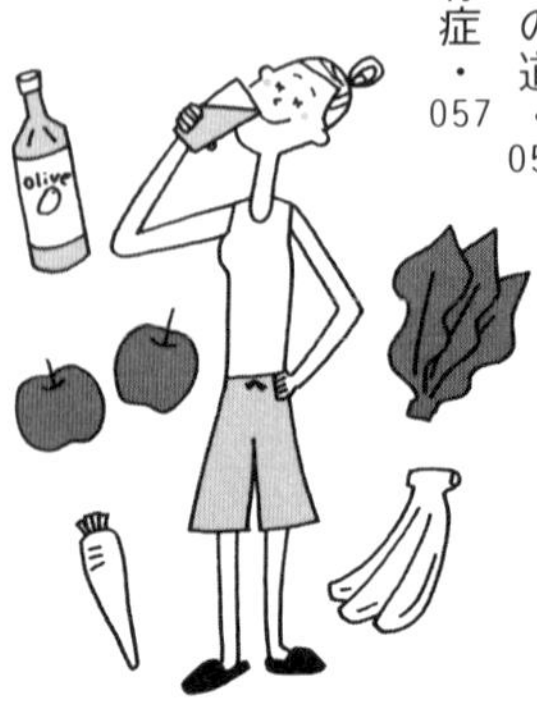

排便力を高める玄米&オリーブオイル活用レシピ9・109

排便力を高める運動とマッサージ・113
食事療法の効果を高め下剤の減量にも役立つ・113
【マッサージ１】ガスが抜けやすくなる「腸のマッサージ」・114
【マッサージ２】体を温めて腸管の働きを促す「腸もみ入浴」・116
【運動療法１】複合的に腸の働きを活発にする「ウォーキング」・118
【運動療法２】排便がスムーズになる「へそ見エクササイズ」・121

第4章 「下剤依存症」からの脱出と「下剤減量プログラム」・123

下剤の悪循環を断ち切る・124
排便力が「まったくない」状態・124
原因をしっかりと把握する・125

3つの薬剤の組み合わせで便意を復活させる・127
便意を復活させるための薬剤・127
排便力を取り戻すためのカギは3つ・134

下剤依存症から脱出するための下剤減量プログラム【軽症編】・138
軽症の治療は自宅での治療も可能・138
下剤減量プログラムを始める前の準備・139
欠食ダイエットは行わない！・144
自宅での下剤減量プログラムの方法・146
便意復活後のコントロール法・155
自宅で行う下剤減量プログラムのポイント・156

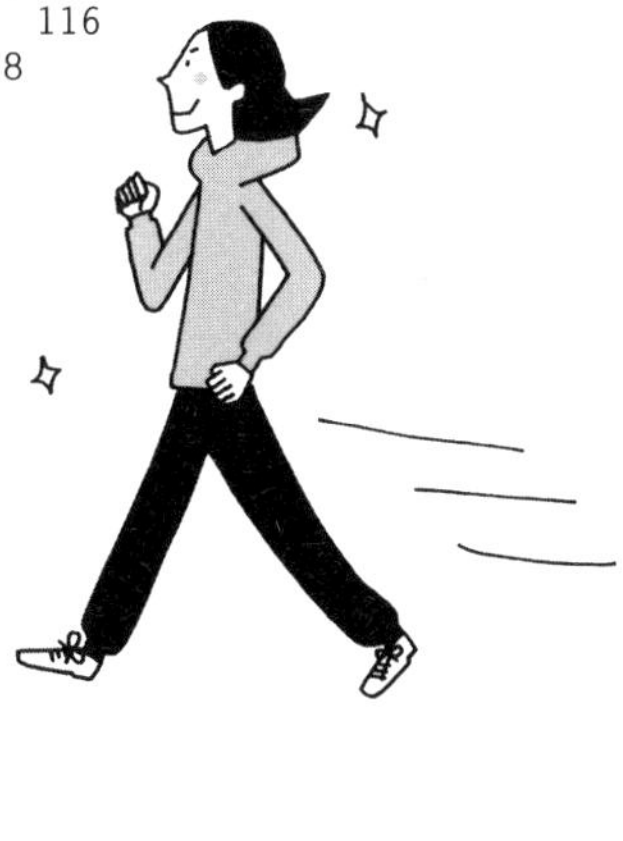

症例1　自宅で下剤依存症を治療した26歳の女性・158

下剤依存症から脱出するための下剤減量プログラム【中等症編】・160

薬物療法が重要になる中等症以上の下剤依存症・160　一向に下剤がへらない場合は漢方薬を追加・162

下剤依存症から脱出するための下剤減量プログラム【重症編】・164

心の問題を伴う重度の下剤依存症・164　摂食障害を伴わないケースの治療法・167

摂食障害を伴うケースの治療法・169

症例2　1日70錠の下剤を連用していた35歳の女性・173

コラム4　コーヒーを入れた浣腸のやりすぎに注意・176

補章　**「便秘外来」について**・177

便秘外来とは・178　便秘外来のかかり方・180

便秘の裏に重要な病気が潜んでいないかを調べる各種の検査・182

一度は受けたい大腸内視鏡検査・183　大腸内視鏡検査が「つらい」は誤解・186

病気がないことを確認して便秘治療を開始・188

おわりに　**「排便力」を身につけて快適な人生を！**・189

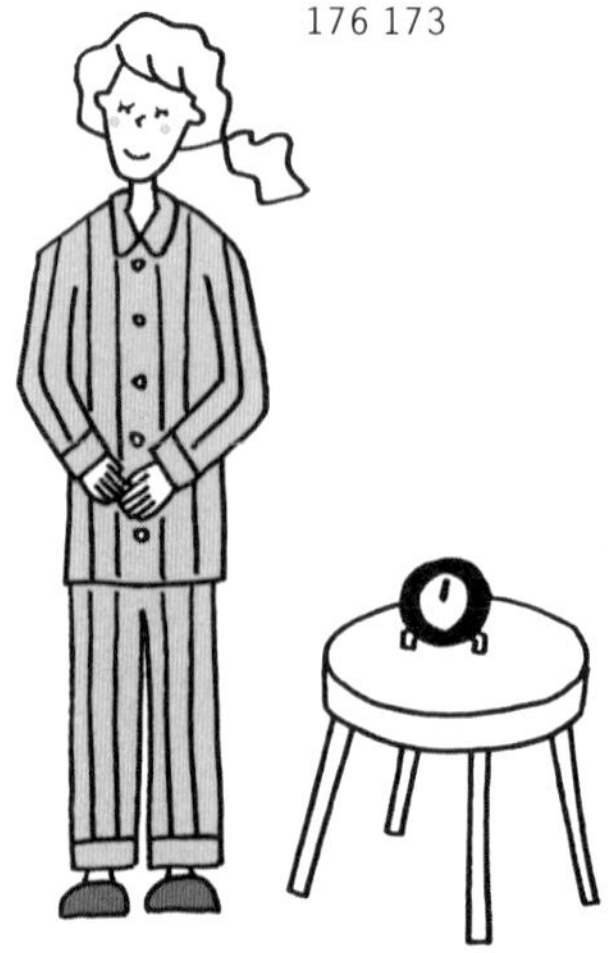

第１章

「排便力」が身につけば全身が健康になる！

衰えた腸が排便力を鈍らせる

「薬で出せばいい」は大きな間違い

OLのA子さんは学生時代、ひとり暮らしを始めるようになってから便秘がちになりました。そのたびに顔には吹き出物が出て、不快な思いをします。

最初は便秘にいいといわれるイモ類を食べてみたり、納豆を食べてみたりして、便が出るようにとがんばっていました。しかし、友人に聞いて便秘薬（下剤）を試したところ、なんの苦労もなく便が出る。「なんて楽なのかしら」と、それ以降、困ったときは下剤に頼る生活になりました。

薬でちゃんと便を出し切っているので、「体の毒素も出ている」気がしています。しかし、A子さんの体調は決していいとはいえません。食べたあとに胃や腸が苦しくなることがよくあるし、ガスもたまっていることが多い。吹き出物も慢性的《まんせいてき》に出てきています。

A子さんのように、便秘の解消法は「薬でたまった便を出すこと」となんの疑いもなく考えている人は多いと思います。確かに、腸の病気を患ったことのある人か、医学に関心がある人でない限り、「腸や便秘のメカニズム」を正確に理解している人はいないでしょう。後述しますが、医師の多くも同じです。

しかし、食事から便のもとを作り、これを肛門《こうもん》に向かって押し出しているのは腸、特に大腸です。そして、腸の働きにさらに脳の働きが連携して、初めて便がスムーズに出るようになります。この働きはとても緻密《ちみつ》で、薬や浣腸《かんちょう》を使うなどして無理に大腸を動かそうとすると、逆にいうことをきかなくなります。ここに、排便力が鈍《にぶ》る原因があります。

やがて、大腸から胃や食道《しょくどう》にまでわたって働きが障害され、排便力の衰えに拍車がかかっていくと、便秘どころか、さまざまな弊害《へいがい》をもたらすようになります。仮に便が出たとしても、食事がおいしくない、食後の腹部膨満感《ぼうまんかん》、ガスの滞留《たいりゅう》など、消化器の機能のトラブルによりほかの障害が起こってくるでしょう。排便力が衰えている人、そして便秘に悩む人は、もっと大腸の働きについて、知るべきなのです。

排便力が身についている人、つまり大腸の働きがいい人は、規則正しい便通はもちろん、老廃物《ろうはいぶつ》を効率よく排せつしているので、とても健康です。美肌はもちろん、腸内にビフィズス菌などの善玉菌も多く棲《す》みついているので、病気に対抗する免疫力《めんえきりょく》も強く、がんなどの病気にもかかりにくいでしょう。

停滞腸がふえている

大腸はあとで述べるように、脳をはじめ、さまざまな機関と連動して、吸収・排せつのリズムを作り出します。その中でいちばん大切なのが、便を腸の先へと送り出す「ぜん動運動」です。ぜん動運動がスムーズに起こらないと、吸収・排せつもうまく行われません。

体内には、本来排せつされていなければならない不要な老廃物が長期間たまることになり、ニキビや肌荒れなどの肌トラブルをはじめ、下腹部の張り、腹痛などの原因になります。

しかし、近年、排便力の衰えている人が増加しています。ぜん動運動に問題があり、腸の機能が低下しているのです。もちろん、便秘を訴える人にこのようなケースは多いのですが、長年、診《み》ているうちに、「排便はほぼ毎日あるが、腹部膨満感などの自覚症状がある」といった人にも、腸の働きの低下している人が多いことがわかりました。

以前に、私が勤務していた松島クリニック（神奈川県）で、排便状況の正常な人と常習《じょうしゅう》性《せい》（慢性）便秘症の人の自覚症状を調査したことがあります。

正常者500人、常習性便秘症500人を無作為に抽出《ちゅうしゅつ》して、自覚症状の有無について質問しました。その中で、排便が常にある「正常群」では、61・5％の人が腹部膨満感を訴えていました。

そこで、私はこうした人たちを「停滞腸《ていたいちょう》」と名づけました。便秘ではなくても、排便力が弱っている人のことです。このような人たちの腸を内視鏡《ないしきょう》で見ると、健康な腸のように脈打つ腸ではなく、動きが悪かったり、動きがほとんど止まっていたりするようなケースもあります。停滞腸では、腹部の不快感だけでなく、胃の働きも悪くなり、逆流性食道炎《ぎゃくりゅうせいしょくどうえん》を起こしている例もあります。

停滞腸の具体的な原因としては、2回食（欠食）、ダイエット、食物繊維の摂取不足、運動不足、ストレスなどが挙げられます。特に欠食型のダイエットは、食事量の減少に伴い摂取する食物繊維の量が物理的に減少するため、ますます腸の動きが悪くなる悪循環の原因でもあります。

停滞腸が長く続けば、大腸がんのリスクも高くなります。日本人の死亡原因のトップはがんですが、がんの中でも近年特に急増しているのが大腸がんです。2003年度のがんの発生部位別にみた性・年次別年齢調整死亡率（人口10万対）をみると、大腸がんは女性では第1位、男性では第4位（厚生労働省「人口動態調査」より）で、がんによる死因の中でも上位にきています。そういう意味からも、排便力を身につけることは、がん予防の第一歩ともいえるでしょう。

理想の大腸とは

腸は老廃物を出し
生命活動を維持する重要な器官

老廃物をしっかりと排せつし、大腸がんの危険を回避できる「理想の大腸」。こうした腸を持った排便力のある人は、当然ながら、便秘や下剤とは無縁の生活を送ることができます。

では「理想の大腸」とはどのようなものでしょうか。そのためには、大腸がどのような働きをしているのかを学ぶ必要があります。少々、難しいですが読み進めていってください。

消化器官の中でも、便秘と最も直接的にかかわってくるのが、「大腸」です。大腸は盲腸《もうちょう》と多くの部分を占める結腸《けっちょう》（上行結腸《じょうこうけっちょう》、横行結腸《おうこうけっちょう》、下行結腸《かこうけっちょう》、S状結腸《じょうけっちょう》）、さらに肛門に続く直腸《ちょくちょう》からなります。

便からは体内の老廃物の7割以上が排せつされるとされ、解毒《げどく》という視点からも大腸の仕事は重要です。大腸は、命を維持するためにとても大切な働きを担《にな》っているのです。

腸の構造と消化・吸収・排せつのしくみ

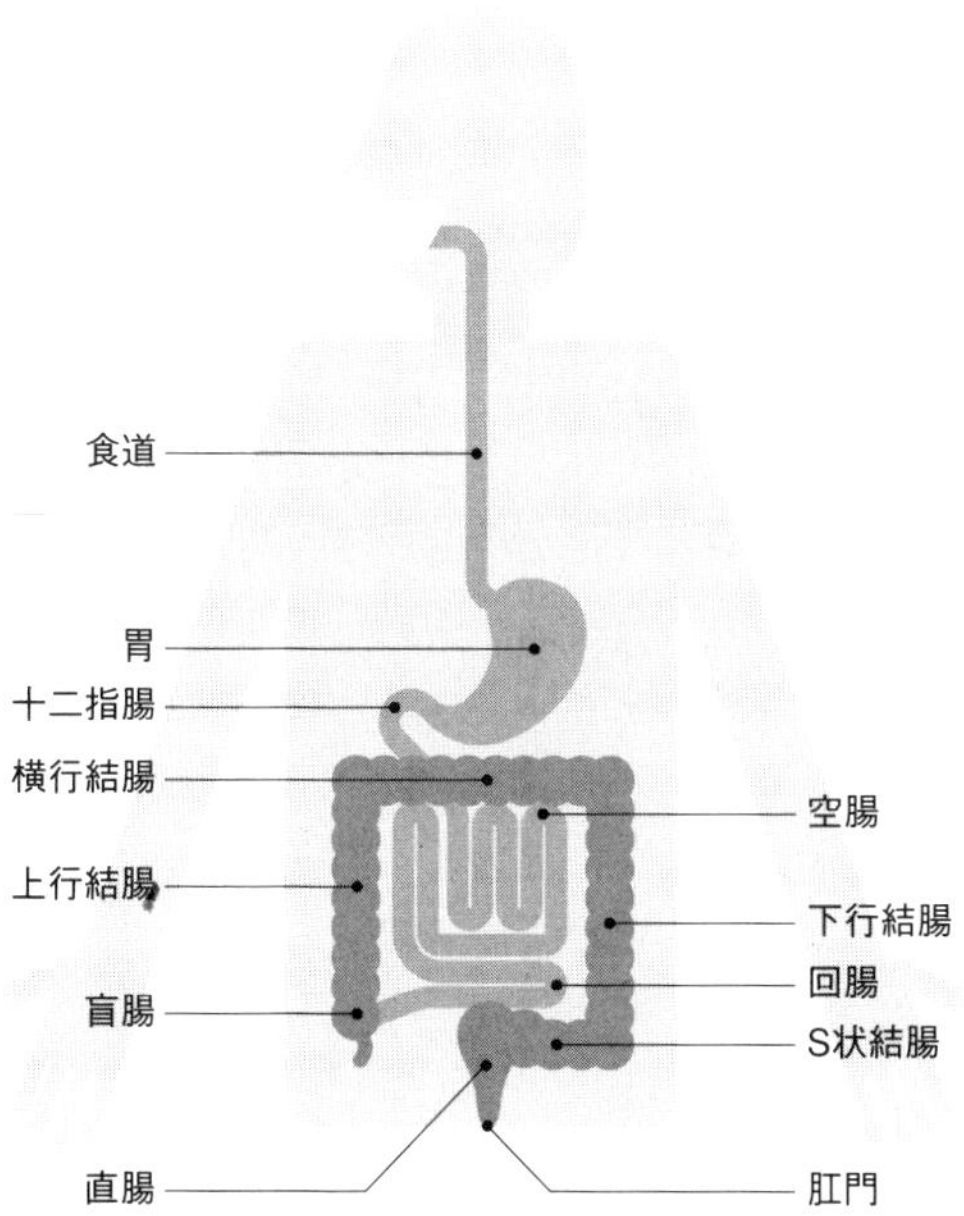

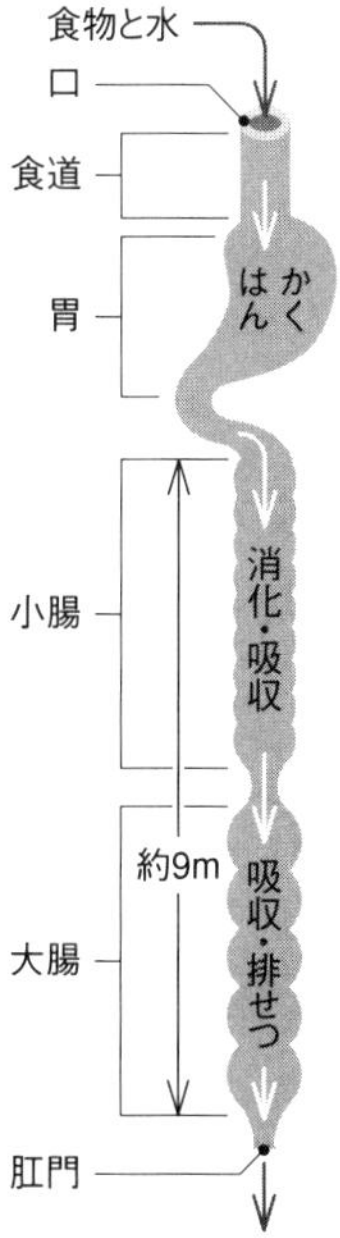

結腸・直腸・肛門の連携プレーができていること

通常、食べたものは消化され、胃、十二指腸《じゅうにしちょう》、肝臓《かんぞう》・胆《たん》のう・すい臓、小腸などから分泌《ぶんぴつ》された消化液を含めて、すべて小腸において栄養分が吸収されます。さらに大腸において残った水分のほとんどが吸収されるのです。水分を含んだ残渣《ざんさ》（必要な栄養分が取り除かれた残り）は、便として固形化されてS状結腸にまで送られ、ここに貯留《ちょりゅう》することになります。

貯留した便が排せつされるためには、結腸からぜん動運動によって直腸に運ばれ、肛門括《こうもんかつ》約筋《やくきん》の働きによってようやく体外に排出されます。つまり、理想の大腸の必須条件として、こうした大腸の連携プレーがスムーズにできているということがまず挙げられます。これらの腸の連携プレーを、それぞれの腸の働きと絡めて見てみましょう。

第1段階：「胃・結腸反射」

結腸全体、特に下行結腸からS状結腸にかけての強い収縮運動のことを「胃・結腸反射」といいます。特に朝に起こる胃・結腸反射はまたの名を「大ぜん動」といいます。

これは、1日3～4回、食べ物や水分を取ることによって引き起こされます。喫煙や歩行などによっても誘発されるといわれます。朝に強く起こりやすく、朝食後にトイレに行きたくなるのはこのためです。

胃・結腸反射が起こると、結腸内に滞留していた便が直腸内に移動します。直腸に便が移行することで直腸が伸び、腸壁内の腸神経叢《ちょうしんけいそう》が刺激されます。すると、直腸上の収縮運動が反射的に引き起こされます（直腸反射）。それと同時に、移動した便が、骨盤内臓神経《こつばんないぞうしんけい》などの知覚神経を介して、脳の中枢《ちゅうすう》に伝達され、便意として自覚されます。この胃・結腸反射には、胃・小腸・結腸・直腸等の周囲に約1億個も存在する腸神経が関与していると考えられています。これは、あとに述べるセカンド・ブレイン（第2の脳）と呼ばれる神経細胞の集団です。

第2段階：「便の移動」

脳の指令によって便意が起こると、腹筋《ふっきん》が持続的に収縮し、横隔膜《おうかくまく》の働きによって腹腔《ふくくう》内が便をさらに直腸に向けて前進させるよう、動きます。その結果として、直腸の収縮や肛門の周囲にある肛門挙筋《こうもんきょきん》という筋肉の収縮が起こり、便は肛門に向かって押し出されることになります。

便意が起こるしくみ

① 胃の中に食べ物が入り、胃壁が伸びると反射的に結腸が動き始める。（胃・結腸反射）。

② 便が直腸に送られると、直腸の壁が刺激され、便意が起こる（直腸反射）。

③ 直腸からの信号が脊髄《せきずい》をへて脳に伝わり、排せつの指令が出される。

④ 大脳に信号が伝わると、そのときの状況によって、「我慢する」か「いきむ」かが選択される。「いきむ」の指示によって排せつの指令が出ると、腹筋が収縮し、腹圧がかかって、直腸が収縮し、排便する。

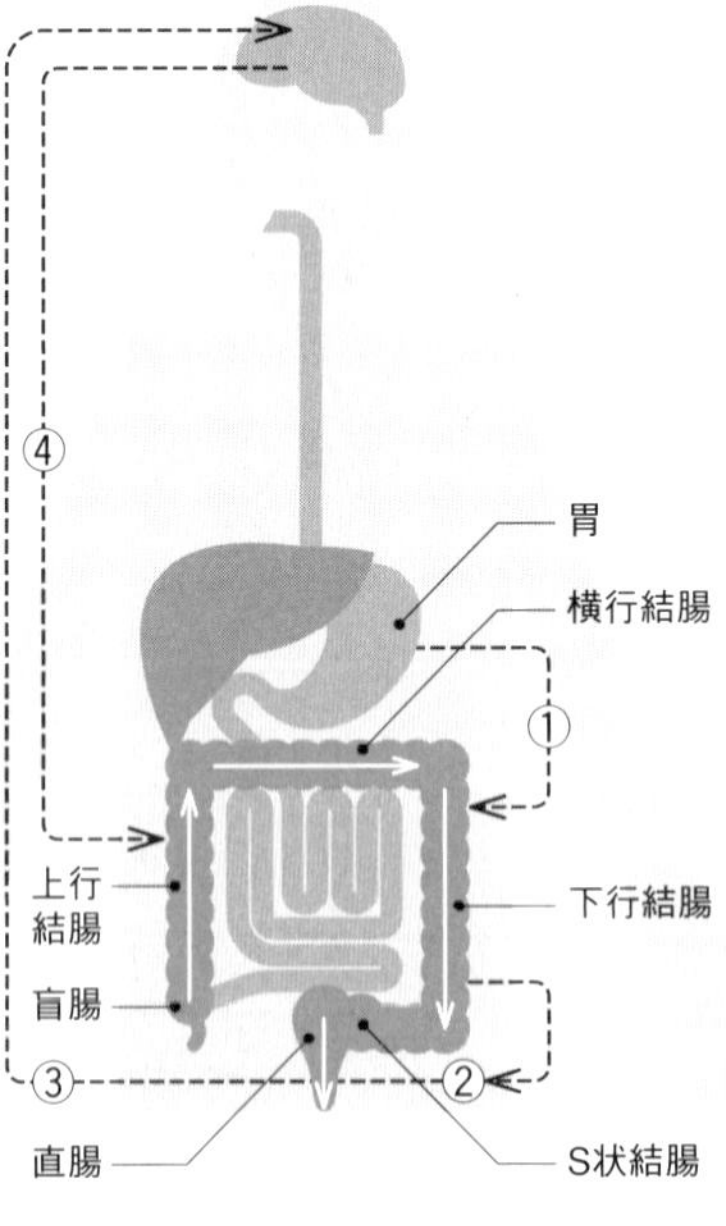

第3段階：「便の排せつ」

肛門に押し出された便は、さらに肛門の開閉にかかわる肛門括約筋が緩むことによって、肛門から体外に排せつされます。

腸には独立した脳がある

腸の連携プレーの中でも、最も重要な働きが大腸の「ぜん動運動」です。胃から直腸までの長い道のりを便が移動するために欠かせない運動であるだけでなく、便意を起こしたり、食べ物の内容を分析し、分解や消化に必要な酵素《こうそ》（体内の化学変化を促進させる物質）やホルモン（体内の組織や器官の活動を調節する物質）の分泌《ぶんぴつ》を促します。

このぜん動運動には、腸（小腸・大腸）に約1億個もあるといわれる、神経細胞が深くかかわっています。この腸の神経細胞が、「セカンド・ブレイン（第2の脳）」と注目されているのです。

セカンド・ブレインは、アメリカのコロンビア大学医学部の解剖・細胞生物学教授であるマイケル・D・ガーション博士によって命名されました。彼は、「自分勝手に機能できる」神経細胞、つまり脳や脊髄《せきずい》からの指令を受けずに臓器を動かすことができる神経細胞が腸に存在することを証明したのです。その発見がきっかけとなって、第2の脳の存在が認識されるようになったと述べています。

では、セカンド・ブレインを具体的にいうと、どういうことなのでしょうか。

小腸、大腸と合わせた腸には、脳と同様に神経系、内分泌系《ないぶんぴつけい》などが存在します。脳の神経細胞数の約150億個に比べれば少ないのですが、約1億個の神経細胞が存在するといわれているのです。この数は、脳についで2番目に多い数です。

それゆえ、腸の神経細胞は「セカンド・ブレイン」といわれているのです。

セカンド・ブレインに存在する神経伝達物質《しんけいでんたつぶっしつ》のうち、最も中心的な役割を果たすのがセロトニンです。セロトニンというと、うつ病など精神疾患《しっかん》の薬として知られていますが、これはあくまでも脳内物質としてのセロトニンです。

腸に存在するセロトニンは、消化管の運動に深く関与しています。

そのメカニズムは精巧で、腸管を内容物（便のもと）が通過すると腸管の筋肉にある神経がこれを感知します。そしてセロトニンを介して、腸管口に近い側の筋肉には収縮、肛門側の筋肉には弛緩といった命令を伝えます。この連動がいわゆる「ぜん動運動」なのです。

そうした意味で、腸には独立した「脳」があるといういい方ができるでしょう。

また、この腸と脳とを約2000本の神経線維《しんけいせんい》がつないでいます。独立した神経系を持つ腸は単独で複雑な働きをする一方で、脳とも連携しています。ぜん動運動から便が直腸に移動したところで私たちは便意を感じますが、これは便を受けた直腸が、脳に信号を出すからなのです。

また、多くの便秘患者さんが感じる「イライラ」「ストレス」などは、腸の異常が脳に伝わるためではないかとも考えられます。つまり、脳の指令が腸に伝わることもあれば、逆に腸で感じたことが脳に伝達されることもあるのです。

これらのさまざまな連携プレーがすべてうまくいって、初めて正しい排便が行われるのです。最近は「腸を健康にすること」が全身の健康の秘訣《ひけつ》である、といわれるくらいです。排便力がつき、正しい排便が可能になると、心身にさまざまなメリットがあります。

便秘を容易に薬に頼らず、根本から治すことが、あなたの排便力を高め、理想の大腸を作ります。排便力をきちんと身につけることができれば、病気にかかるリスクを軽減し、健康的な暮らしを送ることができるのです。

column 1

便の状態で見る大腸のセルフチェック

あなたは自分の便をじっくりと見てみたことがありますか？　便の性状や回数などでも、「理想の大腸」かどうかのある程度の判別ができます。

ただし、学会においては便秘、下痢の定義が明確ではありませんので、ひとつの指標としてください。

		解　説
1 排便回数	① 1日5回以上 ② 1日3回（毎食ごと） ③ 1日1〜3回 ④ 2日に1回 ⑤ 2〜3日に1回 ⑥ 1週間に1〜2回 ⑦ 1週間に1回あるかないか	① 下痢傾向 ②〜⑤ 正常 ⑥〜⑦ 便秘傾向
2 便の状態	① ウサギのフンのように硬い（排便困難を伴う） ② 硬便が集合したソーセージ状（塊便） ③ 表面にひび割れがあるソーセージ状 ④ 平滑で軟らかいソーセージ状、あるいは蛇状 ⑤ 軟らかい小塊状（排便が容易） ⑥ フワフワした不定型（泥状便） ⑦ 固形物を含まない水のような状態（水様便）	①〜② 便秘傾向 ③〜⑤ 正常 ⑥〜⑦ 下痢傾向
3 便の色調	① 黄色 ② 黄褐色 ③ 赤色 ④ 黒色	①〜② 正常 ③ 肛門、大腸（特に直腸〜S状結腸）からの出血を疑う ④ 上部消化管（食道・胃、十二指腸）などからの出血を疑う

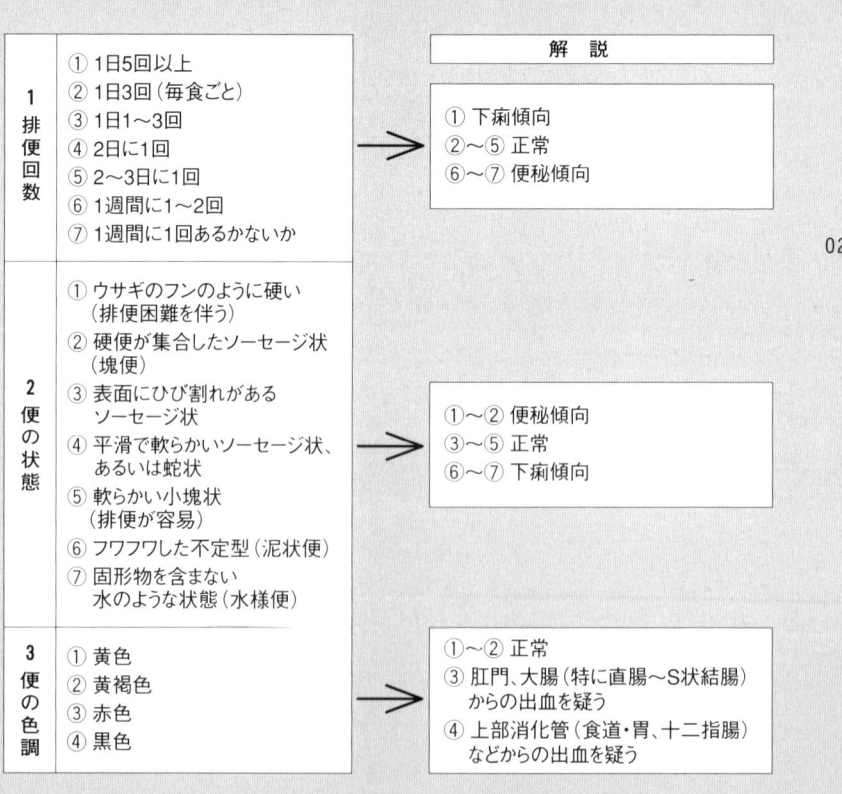

column 2

ストレスとセカンド・ブレイン

ストレスがかかっておなかの調子が悪くなる、便秘になるという経験がある人は多いでしょう。

実際、「断腸《だんちょう》の思い」、「はらわたが煮えくりかえる」など、おなか、つまり腸の異常とストレスにかかわる表現は、昔から数多くあります。腸とストレスが深く関与していることは、医療技術のない大昔から、体感されていたのでしょう。医学の祖と呼ばれるヒポクラテスの時代（紀元前５～４世紀）には、すでに「心身の病には情動《じょうどう》（感情）の変調が影響している」との記載があります。

その後、19世紀から20世紀の初頭にかけて、脳による胃腸機能への影響についての研究が積極的に行われるようになりました。有名なものには、生理学者のパブロフが証明した唾液《だえき》を口の外に出るようにした犬が、飼育係のベルの音によって唾液を分泌する「条件反射」があります。さらに、アメリカのコロンビア大学のマイケル・D・ガーション博士によって、「セカンド・ブレイン」の概念が明らかになってきました（19ページ参照）。

そして、最近ではストレスと腸が、自律神経《じりつしんけい》（意志とは無関係に内臓の働きなどをコントロールする神経）を介して深い関係にあることがわかってきたのです。これから先は、少し話が難しくなりますが、読み物としておつきあいください。

研究によると、ストレスは脳の特に情動に関係するネットワークに影響することがわかってきたといいます。大脳は、理性や思考といった人間特有の高度な知能活動を営む「新皮質《しんひしつ》」と、動物としての本能的な活動、情動、記憶などの中枢となる「旧《きゅう》皮質《ひしつ》」に大きく分けられます。ストレスは後者の旧皮質、つまり、比較的古い脳の部分に影響します。

旧皮質の中枢《ちゅうすう》には、ストレスの回路である情動運動系があります。この回路は、神経伝達物質のノルアドレナリンやアドレナリンをはじめ、全身のさまざまな調整を行うホルモンを支配し、生命活動をつかさどる神経内分泌系に続いています。

脳と腸とは、約2000本の神経線維束でつながっています。ストレスによって旧皮質のストレス回路が作動すると、この神経線維束を介して、腸の神経系にも影響が起こることになります。つまり、ストレスが腸にも伝わるのです。

私たちはさまざまなストレスにさらされますが、これをコントロールする機能も兼ね備えています。しかし、慢性的、あるいは過剰なストレスがあると、ストレス回路に変調がもたらされ、さまざまな異常が起こります。

脳においては、過大なストレスによってコルチコトロピン放出因子という物質が産生されます。この物質は、記憶をつかさどる脳の「海馬《かいば》」という領域に影響し、海馬の容積を減少させるなどの異常を起こします。事故や衝撃的な出来事のあとに起こる「心的外傷後ストレス障害（PTSD）」の強い患者でも、海馬の容積が減少することから明らかです。つまり、ストレスによって神経伝達物質の変化ばかりでなく、脳の構造の変化も起こる可能性があるということです。

脳にこのような変化が起きるということは、極度のストレスや、日々のストレスが腸や便通にも大きく関与していることを示唆《しさ》しています。また、逆に便通異常や腸の痛み、腹部膨満感などがきっかけで、腸から脳へと影響を及ぼすこともあるでしょう。腸の障害が起こると、ときとしてこれが非常に不快な記憶として残ることになるのはこのためと思われます。こうした悪循環が、便秘をはじめとした排便力の衰えにも、大なり小なり影響を投げかけていることは間違いありません。

第２章

増加する重症便秘と「下剤依存症」

どんな重い便秘もささいなきっかけで始まる

５００万人を超すと見られる便秘人口

本書のメインテーマである「排便力」の衰えは、誰にでも起こる「便秘」から始まります。そこで、まずは便秘の現状と原因について、紹介していきたいと思います。

便秘に悩む人は、相当数いるようです。１９８９年に行われた厚生労働省（当時厚生省）国民調査の結果では、自分が便秘であると認めている人は、１０００人あたり女性で46・7人、男性で18・6人となっています。この数値を日本全国の人口に当てはめて計算してみると、約５００万人となります。しかし、全員が正直に答えたとは考えにくく、実際にはもっと多くの人が便秘に悩んでいることでしょう。

カゴメ株式会社が２００７年に行った20～59歳の女性に対する「現代女性の腸内環境に関するアンケート調査（４１２名が回答）」では、体の悩みの上位に「便秘」が挙がっており、女性のどの世代にとっても、便秘が深刻な問題であることが浮き彫りにされています。

便秘に悩む女性は非常に多い

Q. 便秘で困っていますか?

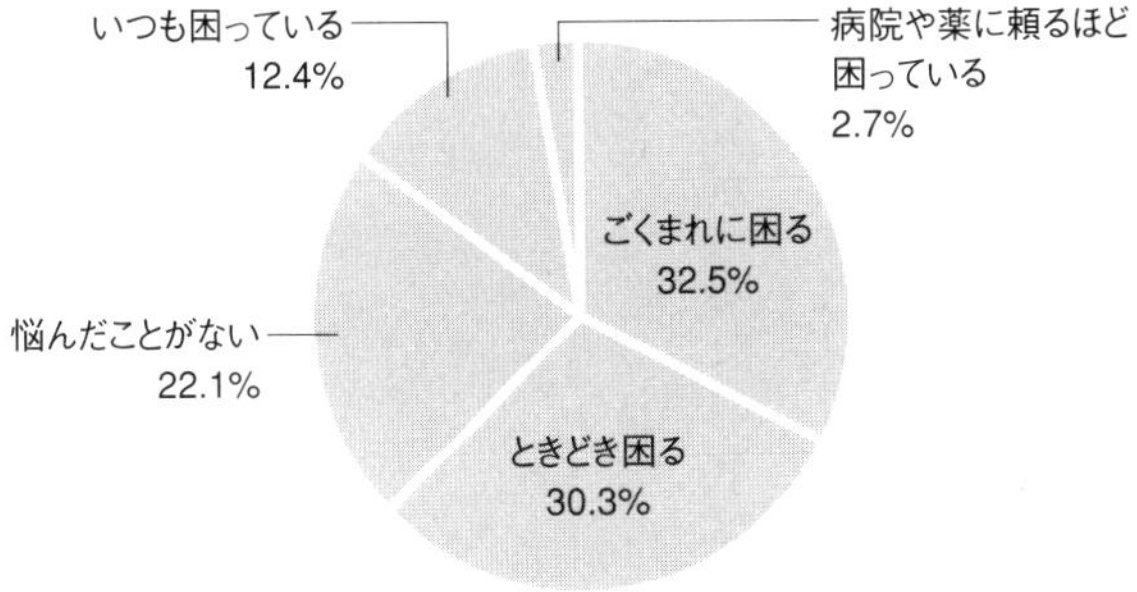

Q. お通じの頻度は?

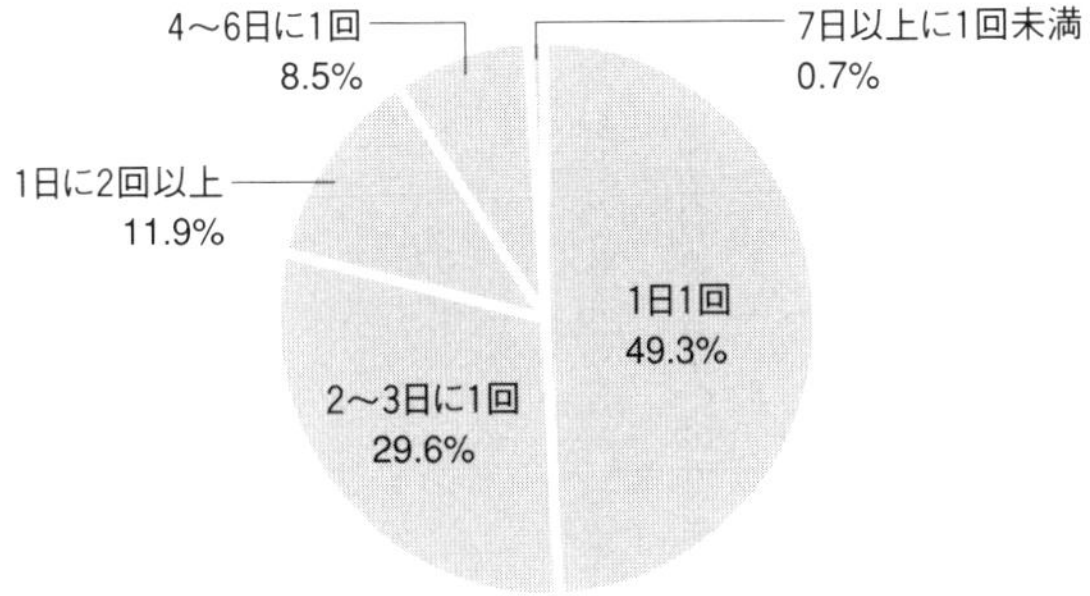

(カゴメ株式会社「現代女性の腸内環境に関するアンケート」より。412人が回答)

具体的には、「1日に1回の自然なお通じがない女性」が38・8％にのぼり、さらには2〜3日に1回排便があるという人がけっこうみられます（27ページのグラフ参照）。

しかし、この中には下剤を使用している人がかなりいると予想され、それなりに排便があるのも、下剤を使っての場合が含まれていると考えなければなりません。

便秘が女性に多い理由

便秘に悩む男性は、女性に比べるとそれほど多くありません。便秘が女性に多い理由には、生理的な要因があります。生理前は便秘になりやすいという経験がある女性は多いでしょう。

女性の体を支配する女性ホルモンのうち、黄体《おうたい》ホルモン（プロゲステロン）は排卵《はいらん》から月経までの時期に多く分泌《ぶんぴつ》されます。この黄体ホルモンは腸の平滑筋《へいかつきん》という筋肉の刺激感受性《しげきかんじゅせい》を低下させ、便のもとになる大腸の内容物の水分を吸収する作用があります。このため、黄体ホルモンの分泌がさかんになると、ぜん動運動が抑制され、便が硬くなってしまうのです。

もうひとつ、便秘が女性に多い理由に、排便にかかわる腹筋《ふっきん》や横隔膜《おうかくまく》の筋力が弱いことが挙げられます。さらに女性は自宅以外でのトイレを使うことを嫌がったり、外出先で排便をすることを恥ずかしがったりということも多く、これが排便の機会を失う引き金となります。

高齢者の約半数に下剤が処方されているという報告もある

意外ですが、便秘は高齢者にもたいへん多いのです。国民調査をみると、便秘のピークは20〜30代（女性）と60歳以上（男女とも）という2つのピークがあります。

60歳以上で便秘がふえる大きな原因のひとつは、加齢現象で腸の筋肉が弱くなることです。70歳を過ぎると腸の筋肉の弾力性は若いときの約75％に落ちることがわかっています。医療機関を訪れる70歳以上の患者さんの約半数に下剤が処方されているという報告もあります。年々進む高齢化社会にともなって、高齢者の便秘は今後ますますふえるでしょう。

また、最近では、高齢者だけでなく、食生活の欧米化や偏食の影響から排便力が衰え、便秘を訴える子どももふえています。

便秘はほうっておいてはいけない病気

便秘にはがんやポリープなど病気が原因で起こる「症候性便秘《しょうこうせいべんぴ》」と、腸の機能が低下して起こる「慢性便秘」とがあります。本書で述べるのは後者の「慢性便秘」で、医学的には「常習性便秘《じょうしゅうせいべんぴ》」と呼ばれるものです。

常習性便秘は、一般的に大きく3つに分けられます。

1　直腸性便秘

直腸までは便が下りてきているのに、便意が起こらないために便秘になる

2　弛緩性便秘《しかんせいべんぴ》

大腸全体の運動機能が低下して起こるタイプの便秘。「おなかが張っているのに排便できない」のが特徴

3　けいれん性便秘

ストレスから結腸《けっちょう》の緊張が異常に高まって起こる。便秘と下痢をくり返すのが特徴

また、この3つ以外にも、最近のダイエットブームから、便のもとになる食べ物が少なくて便が作れないタイプの便秘などもよく見られるようになりました。

慢性便秘は悩んでいる人が本当に多いのに、医師側からしてみると深刻な病気にはうつりません。というよりも、病気ととらえられていないのです。

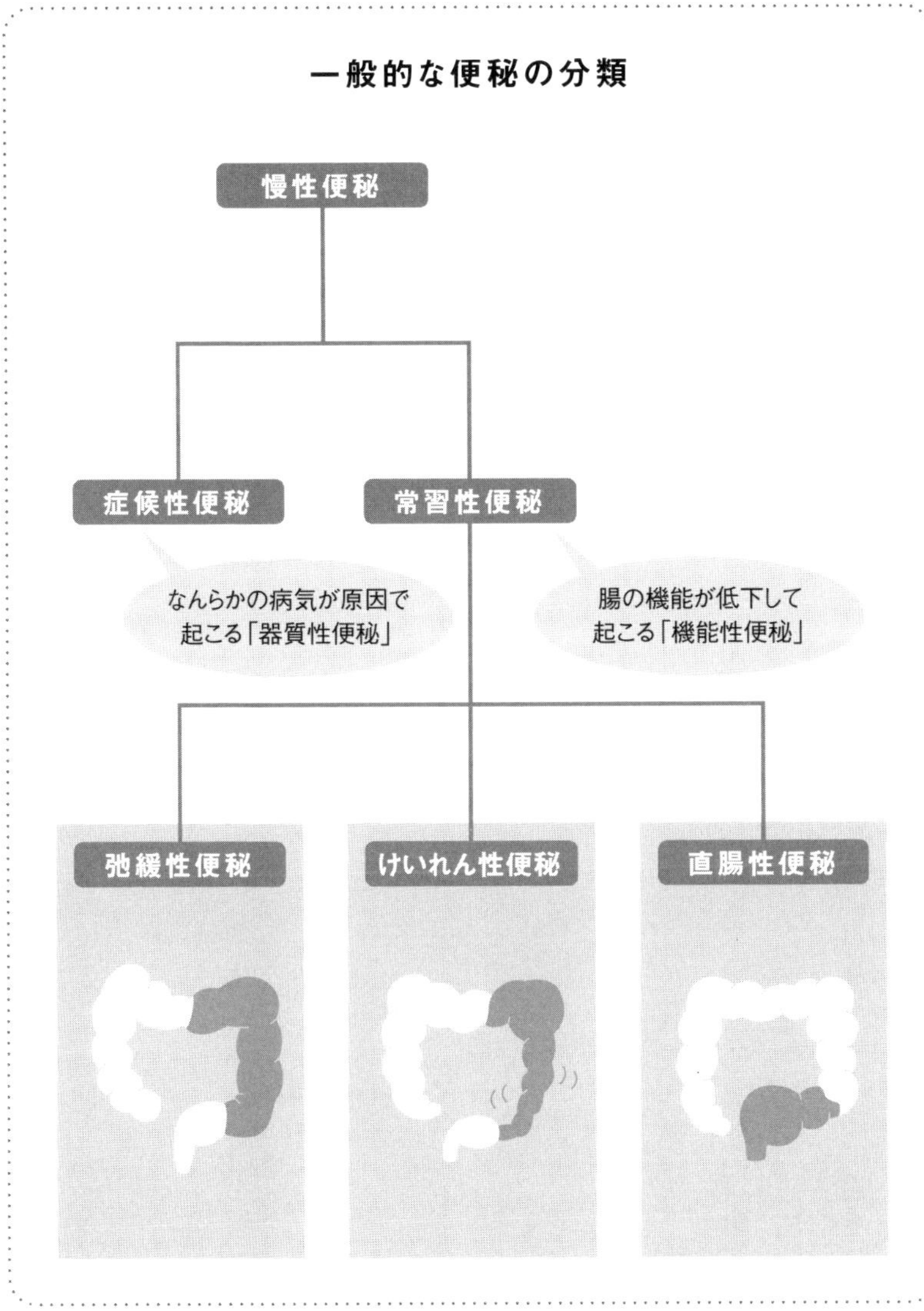
一般的な便秘の分類
慢性便秘
症候性便秘
常習性便秘
なんらかの病気が原因で
起こる「器質性便秘」
腸の機能が低下して
起こる「機能性便秘」
弛緩性便秘
けいれん性便秘
直腸性便秘

しかし、長年、便秘患者さんの苦痛を見てきた私からすれば、慢性便秘は明らかに病気です。排便機能は体の老廃物を出すために人間に兼ね備えられているものであり、老廃物が体内に滞《とどこお》れば、体にさまざまな異常をきたします。

腸の毒素は「アセトン臭《しゅう》」という体臭の引き金になることがわかっていますが、実際、便秘がちで体臭に悩んでいる人は少なくありません。また、このように便の老廃物は皮膚から臭《にお》いとなって出てくるわけですが、体臭とまでいかなくても、肌荒れという形で現れることが多いようです。

また、詳しいメカニズムは明らかではありませんが、便秘の人には冷えの悩みを持つ人が大勢います。冷えは漢方医学では肩こりや腰痛のほか、生理不順や不妊の原因にもなるといわれ、軽視できません。

また、近年では大腸がんとのかかわりも指摘されています。

大腸がんは近年、激増中のがんです。大腸がんは以前は欧米人に多いがんといわれ、日本人でかかる人はほとんどいませんでした。しかし、近年ふえてきている要因として、脂肪が多く食物繊維が少ない欧米化した食生活が挙げられます。高脂肪食は便秘を起こしやすく、この便の中にある発がん物質が大腸がんのリスクを高めるともいわれます。実際、大腸がんの70％は便が滞留する直腸とその手前のS状結腸にできるのです。したがって、便秘はほうっておいてはいけない病気なのです。

さらに、便秘を根本解決するためには、下剤の間違った使い方を改めると同時に、正しい治療、同時に、食生活などライフスタイルの見直しが欠かせません。重症の場合は、こうした対応をトータルで行ってくれる専門医を探すことも大切になってきます。

便秘は腸内環境が悪化したサイン

便秘のとき、腸の中で何が起こっているかがわかると、「たかが便秘」などとはいっていられなくなります。

便秘は腸内環境の悪化を示すサインです。腸内環境が悪化すると便秘や下痢などの便通異常を引き起こすことになります。腸には有害物質や発がん物質を分解したり排せつしたりする作用もあり、腸内環境が乱れるということは発がんのリスクを高めるということでもあるのです。

腸内環境のカギを握っているのは胃や小腸、大腸などに棲《す》みついている300種類、100兆個にもおよぶといわれる「腸内細菌」です。

腸内細菌は、あらゆる食物が胃酸や胆汁《たんじゅう》などによって消化される消化管という過酷な環境の中でも生き続けることのできる特殊な菌です。腸内細菌は消化液にも負けることなく、人間が摂取した食物や腸管の分泌液などを栄養源として生きのびるのです。

腸内細菌は消化管の壁に定着して、侵入した病原菌や有害菌の増殖を防ぎ、感染から体を強力に守るといわれています。腸内細菌が産生する酸によって腸内を弱酸性に保ち、病原菌の増殖を防ぎます。

特に便秘と腸内細菌とのかかわりで重要になるのが、ぜん動運動の活性化です。

この腸内細菌には体にとって有益な働きをする「善玉菌」と悪さをする「悪玉菌」があり、理想の腸内環境とは善玉菌が優勢であることがポイントとなります。

しかし、便秘の人の腸内環境では悪玉菌が優勢です。悪玉菌が優勢であると、腸のぜん動運動が低下するため、便はますます出にくくなります。

悪玉菌の多い腸内では、インドールやスカトールといった老廃物《ろうはいぶつ》も多くなります。非常ににおうガス（おなら）や悪臭を放つ便の原因も、腸内環境の悪化によって発生したインドールやスカトールが原因なのです。逆に、食物繊維の摂取が多く、快便の人の腸内環境は善玉菌が優位で、インドールやスカトールが少ないことがわかっています。

腸の中では善玉菌と悪玉菌が戦っている

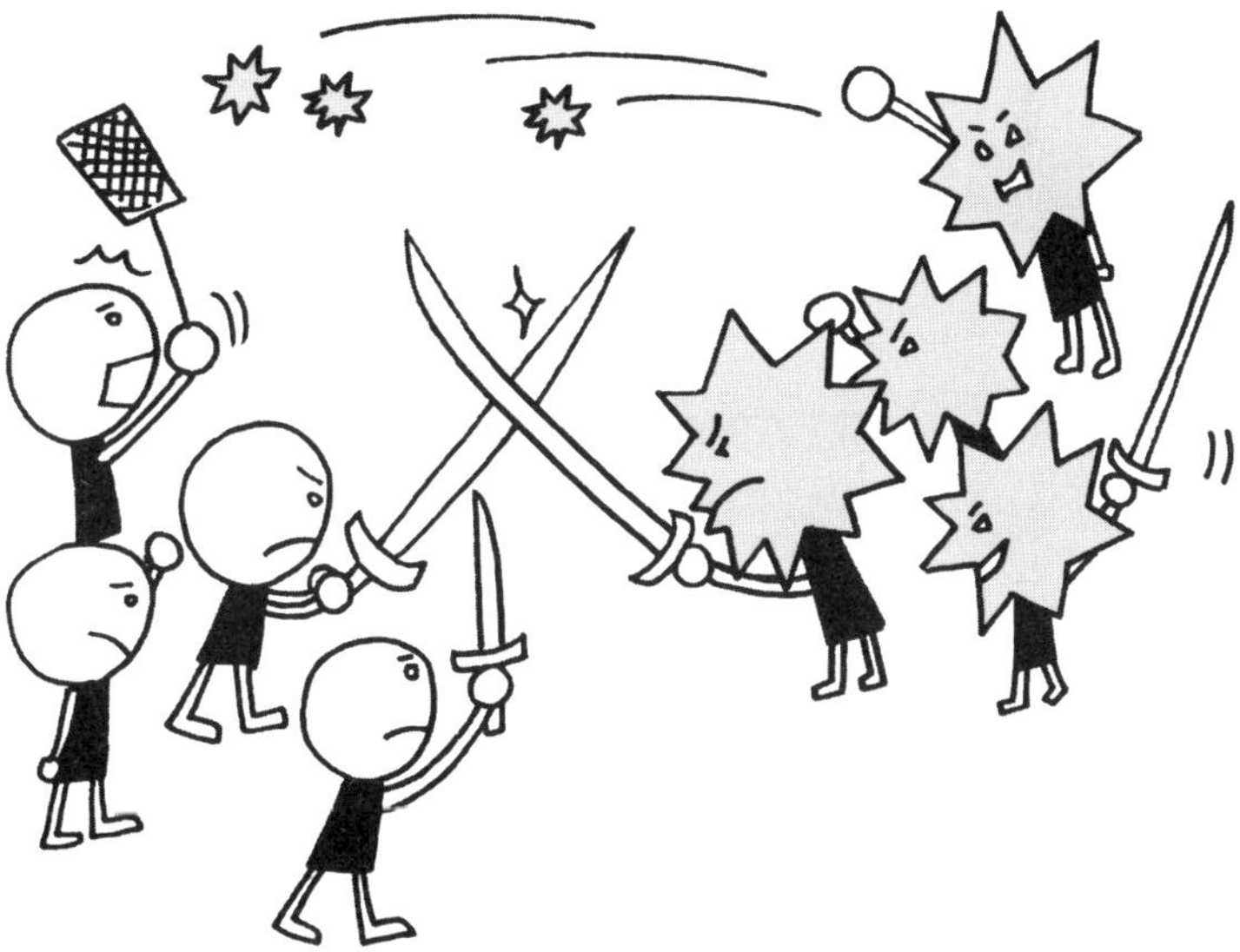

理想の腸内環境は、善玉菌が優勢であることがポイント。
しかし、便秘の人の腸内環境は悪玉菌が優勢。

小さな原因が積み重なって便秘が悪化

便秘の重症度を自己チェック

前にも述べたとおり、便秘の定義はありません。2~3日に1回排便があって、自覚症状がなければ便秘とはいわないというのが共通概念です。

一方、定期的に排便があってもおなかにガスがたまって腹部膨満感《ぼうまんかん》を訴える人もいます。私はこのようなタイプを「停滞腸《ていたいちょう》」と呼んでいます（13ページ参照）。「停滞腸」の中には、毎日排便がある人から、2~3日に1回の排便の人までさまざまです。

停滞腸の段階できちんと排便力を取り戻せればいいのですが、便秘が徐々に進んでいくと、排便が4~6日に1回、1週間に1回程度、放置しておくと1週間でも2週間でも、まったく排便がないという程度まで、個人差はありつつも、確実に排便力が落ち、便秘が悪化していきます。この本を手に取ったかたは、大なり小なり便秘の自覚がある人が多いと思います。改めて、左ページのチェックリストで便秘の重症度を確認してみましょう。

便秘重症度のチェックリスト

質問項目	チェック欄
① 下剤を服用しないと3〜4日に1回しか排便できない	□
② 便がたえず硬い	□
③ 排便できないでいると、おなかがどんどん張ってしまう	□
④ 体を動かしたり、歩いたりすることがあまりない	□
⑤ 1日1〜2回食である	□
⑥ 便意が起こっても我慢することがある	□
⑦ 下剤を使うようになってからまだ1年以内である	□
⑧ 自然な便意が起こらない	□
⑨ 下剤を使わないとまったく排便できない	□
⑩ 下剤を使って排便するのは週に1回程度である	□
⑪ 下剤を使うようになってから1年以上5年未満である	□
⑫ おなら（ガス）が以前に比べて異常にくさいと感じる	□
⑬ 下剤を毎日使っている	□
⑭ 下剤を飲むときは、常用量より多い（連日でなくとも）	□
⑮ 下剤を飲むときは、常用量より2倍以上多い	□
⑯ ピーク時に比べて体重が10kg以上減少している	□
⑰ 下剤を5年以上使い続けている	□

［便秘の重症度判定］

●チェックが①〜⑥のいずれか（あるいはいくつか）に当てはまる→軽症（停滞腸）

毎日ではなくても定期的に排便があるが、腹部の膨満感などがある停滞腸の状態です。下剤に頼るほどのひどい便秘ではありませんが、このままだと悪化していく可能性があります。食事をはじめとした生活の見直しで、まちがいなく改善できるでしょう。

●チェックが⑦〜⑩のいずれか（あるいはいくつか）に当てはまる→中等症

すでに自力では便が出にくくなり、困ったときには下剤に頼る生活をしているはずです。このタイプの人は休日ごとに下剤を服用して、いっきょに排便するといった人も多いようです。このままでは、数年以内に下剤が手放せなくなり、副作用が現れるおそれもあります。

●チェックが⑪〜⑭のいずれか（あるいはいくつか）に当てはまる→重症

自然な便意が完全に失われ、放置しておくと1週間でも2週間でも、まったく排便がない状態でしょう。下剤もすでに手放せなくなっているはずです。排便力を取り戻すまでには時間も根気も必要になりますが、第3章で紹介する生活習慣の見直しと、第4章の下剤依存脱出プログラムで、排便力を取り戻すことは可能です。

●チェックが⑮〜⑰のいずれか（あるいはいくつか）に当てはまる→最重症

排便力がまったくないといっていい状態です。すでに便秘やそれにまつわる症状で医療機関にかかったことがあるかもしれません。また、あなたの腸にはかなり高い可能性で大腸メラノーシス（64ページ参照）が見つかるはずです。

第4章の下剤依存症脱出プログラムを参考にしつつ、きちんと医師の指導のもとで下剤の減量治療を受けることをお勧めします。半年、1年と時間が必要になりますが、あきらめずに治療に取り組めば、必ず成果は現れます。

便秘が悪化する理由

誰もが生まれたときから便秘だったわけではありません。また、最初の段階では軽度の便秘だったはずです。ではいったい何が原因で頑固な便秘になってしまうのでしょうか。それは次に紹介するような、さまざまなことがきっかけで起こります。

・排便を我慢する

マンションで開業している小さな事務所で働いている女性がいました。その事務所は男性ばかりで、トイレも目と鼻の先ですから、用を足す際の音が聞こえてしまいそうだったとか。それが嫌で排便を我慢しているうち、重症の便秘になってしまったのです。

また、朝、起きるのが遅く、トイレに行く時間がなかったり、仕事中に便意が起こっても「忙しいから」と排便の機会を逃してしまい、便意を我慢し続けたりしたことが便秘の引き金になるケースもあります。排便を我慢していると直腸と肛門の働きが悪化して、便が下りてきても、便意を次第に感じなくなり、ここで便がストップしてしまいます。

・加齢

加齢とともに、誰でも腸の動きは低下し、排便力が弱まっていきます。

高齢者の腸の中をX線で撮影しながら、便の移動時間がどれだけかかるかを調べた研究では、便のたまりやすいS状結腸《じょうけっちょう》や直腸《ちょくちょう》で特に停留時間が長いことが確認されています。

また、大腸の壁の粘膜《ねんまく》や筋肉層は、年とともに萎縮《いしゅく》しやすくなります。大腸の壁の弾力性も20代をピークに低下し、特に排便にかかわる直腸や下行結腸《かこうけっちょう》の弾力性が弱くなる傾向にあります（左ページの図参照）。

腸は加齢とともにどんどん衰える

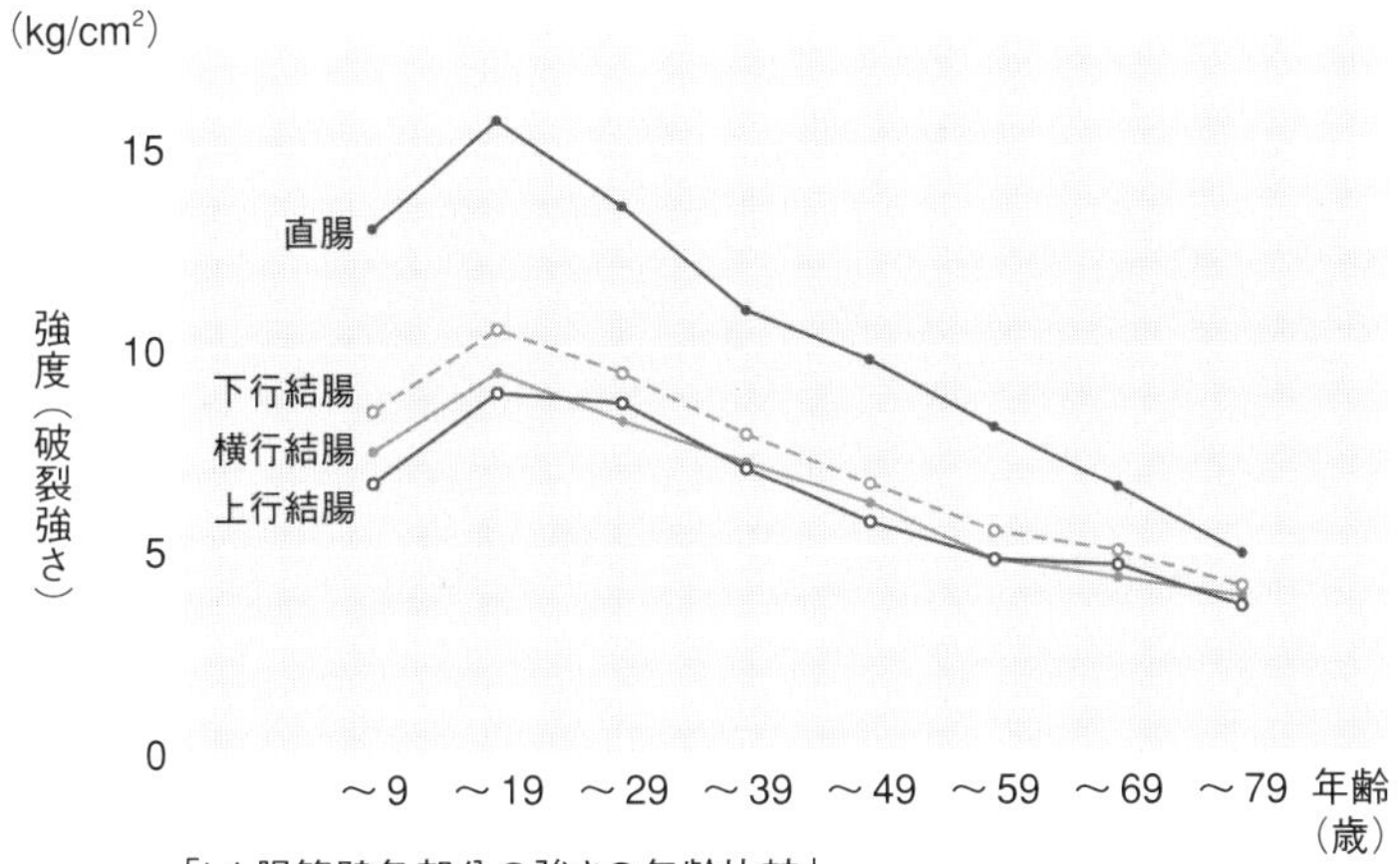

「ヒト腸管壁各部分の強さの年齢比較」

（Hosoda S,et al： Age-related changes in the gastro intestinal tract. Nutrition Review 50,1992）

上のグラフは直腸、下行結腸、横行結腸、上行結腸に負荷をかけ、弾力性（強度）を調べた結果をまとめたもの。いずれも20代をピークとして、どんどん弾力性が失われていく。

なお、小腸の筋層間神経叢《きんそうかんしんけいそう》部分に存在する神経細胞を調べた研究では、高齢者は若い人に比べて神経細胞の密度が34％も低いとの報告があります。おそらく、大腸の神経細胞でも同様でしょう。つまり、神経細胞の減少も排便力を衰えさせる一因と考えられるのです。

・偏った食生活

腸は入り口に食べ物が入ると、出口が広がるという特性があります。また、胃に食べ物が入るとその信号を脳が受けて、内容物を腸に送り出せという指示が出ます（胃・結腸反射）。つまり、食事は腸を動かすために不可欠です。さらに、朝は胃や腸の運動に関与するぜん動運動が、最も強く働く時間帯です。この時間帯に起こるぜん動運動を「大ぜん動」といいます。ですから、特に朝、目覚めたばかりの胃・腸に食べ物を入れることは重要です。

しかし、ダイエットや忙しさのために、朝食を抜く人が大勢います。この結果、胃・結腸反射や大ぜん動が起こらなくなり、腸の運動が低下してしまいます。また、食事量が少ないと、食物繊維量も不足するため、ますます腸の運動が低下してしまうことになるのです。

現在、20～30歳代の人を中心に朝食抜きがどんどん増加しています。厚生労働省の調査では、20～30歳代の2回食（朝食抜き）の割合が30％近いという結果が出ているのです。若い女性に便秘が多い背景に、こうした食事形態が大きくかかわっていると思われます。

・不規則な生活

生活のリズムが狂えば、排便のリズムも狂います。健康な腸では、1分間に4～5回の割合でぜん動運動が行われています。寝ている間にもモチリンというホルモンが分泌されて、腸管の運動が続くようになっています。このように、腸は肛門《こうもん》に向かって自動的に内容物(便)を送り出す機能を持っており、こうした働きには自律神経《じりつしんけい》が大きくかかわっています。

自律神経には、交感神経《こうかんしんけい》と副交感神経《ふくこうかんしんけい》があり、両者のバランスがうまく整うことで、人間は健康に生きています。ところが、夜ふかしなどで生活のリズムが狂ってしまったり、旅行に行って緊張が高まり、交感神経が優位になったりすると、自律神経の働きが乱れてしまい、停滞腸になって排便力が落ちるのです。

たとえば、交感神経が刺激を受けると、アドレナリン、ノルアドレナリンというホルモンが分泌されて胃腸の働きにブレーキがかかることになります。これらが出すぎると、大腸のぜん動運動がうまくいかなくなることがあるのです。

・過大なストレス

旅行に行ったときに、一時的に便秘になったりすることがあります。これは、いつもと違う生活パターンによる緊張感が原因です。このように、緊張が高まった腸を、私は「ストレス腸」と呼んでいます。

ストレス腸では、自律神経のうち交感神経の作用が強くなり、その結果、腸管の運動が抑制され、便秘を引き起こします。友人関係や仕事のストレスなど、あらゆるストレスが腸の動きを悪くするといっていいでしょう。

・運動不足

病気やケガなどで、長くベッドに寝ていると便秘がちになることは多くの人が経験していると思います。逆に、運動を始めたことで便秘が改善するケースも多くあります。運動不足が腸の働きや排便にかかわる筋肉の働きや強さを低下させることが影響していると考えられます。

・開腹手術後

開腹手術がきっかけで、腸の運動機能が急激に低下することがあります。これは、手術の傷の回復に伴って、近くの臓器と手術した部分がくっついてしまうためです。医学用語では「癒着《ゆちゃく》」といいます。この癒着が最も多いのは、腸管とおなかの壁なのです。これが進行して、食物の残りかすが腸管内を通りにくくなると便秘がちになります。さらに進んで完全に通らなくなるのがいわゆる「腸閉塞《ちょうへいそく》」です。

・月経前症候群（PMS）

月経前になると、「イライラする」「気分が沈む」「体の具合が悪くなる」というような症状は、約80％の女性が経験しているといわれています。このような、排卵から月経開始までの時期に現れる身体的・精神的不快な症状を月経前症候群《げっけいぜんしょうこうぐん》（PMS）といいます。便秘も月経前症候群の症状のひとつで、若い女性の便秘原因となりやすいのです。

先述したように、排卵から月経までの時期は黄体《おうたい》ホルモン（プロゲステロン）の分泌が高まります。プロゲステロンには腸管の平滑筋の刺激感受性低下作用があるため、大腸のぜん動を抑制し、さらには便を硬くします。月経が始まってプロゲステロンの分泌がおさえられると、腸管の平滑筋運動がよみがえって腸内容物も軟らかくなり、便秘状態が緩和されるのです。

・特定の病気の影響や薬の副作用

詳細は割愛しますが、甲状腺《こうじょうせん》の病気、特に甲状腺機能低下症などでは便秘になりがちです。

また、抗うつ剤などを服用していると便秘傾向になることは、よく知られた事実です。

さまざまな原因が積み重なって便秘が悪化していく

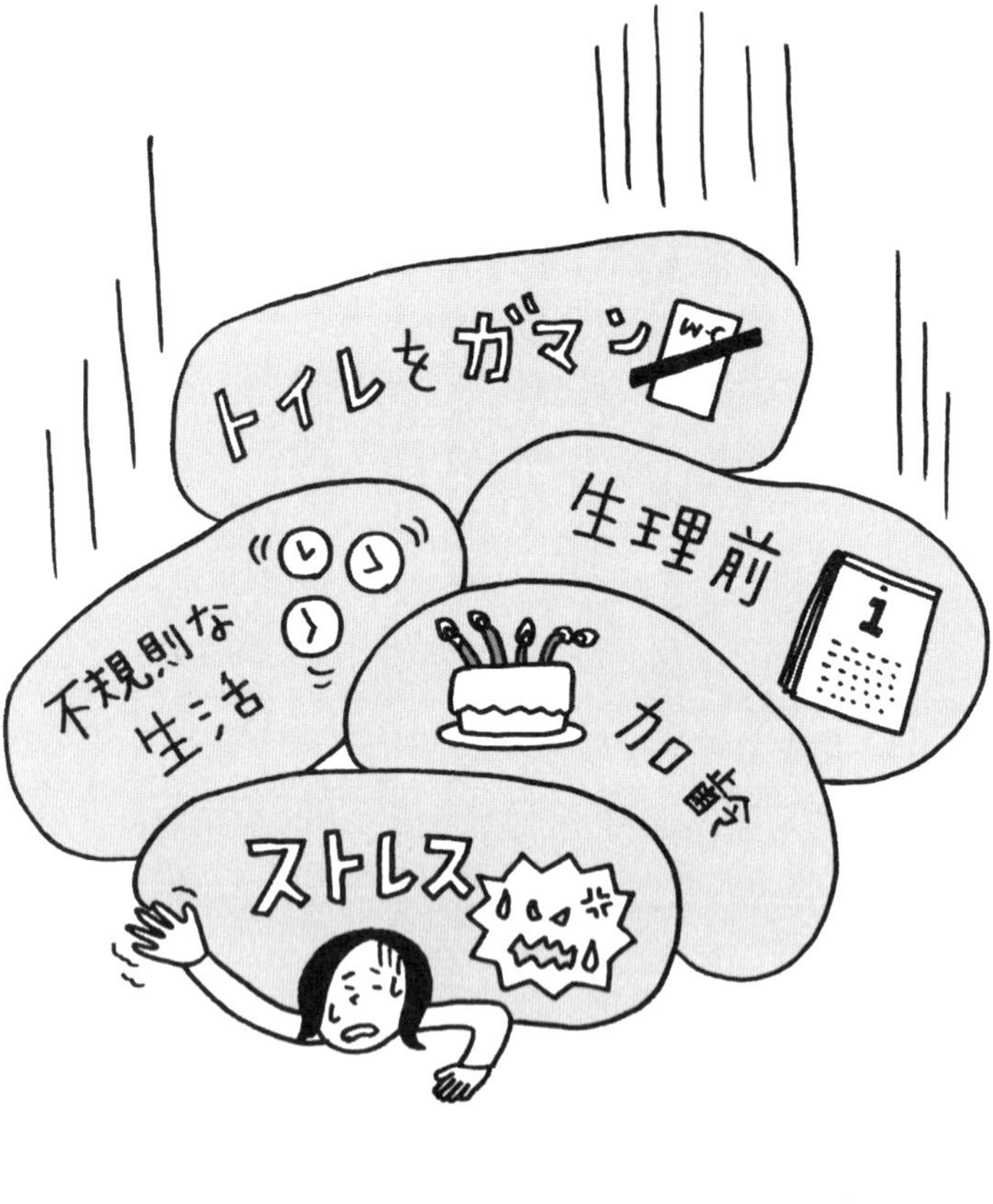

便秘は加齢や便意の我慢、食事量の減少などさまざまな理由で悪化するが、
生活の中での積み重ねが悪化を促進させてしまう。

便意がなくなったら要注意！「便意のない便秘」

このように、便秘が悪化する理由はさまざまですが、そのひとつひとつは日常生活の中のささいなことであることも多いのです。しかし、これが長く続くことで便秘は悪化していきます。

重症便秘の危険なサインとして、「便意がなくなること」が挙げられます。

健康な人ではS状結腸に一定量の便がたまると、腸の内圧が高まって便が一気に直腸へ押し流れます。このとき、直腸の壁が刺激され、「直腸反射」という反応が起こると同時に「便意」を感じ、トイレに行きたくなります。

しかし、忙しさなどからトイレの我慢をくり返していると、この直腸反射がうまくいかなくなって、直腸まで便が到達しているにもかかわらず、便意が起こらなくなります。直腸に便が流れ込めないため、S状結腸に便がどんどんたまります。結果、下腹部が膨満して、おなかが苦しくなります。また、下腹部がポッコリと出て、見た目にもマイナスとなってしまうのです。

そして、下剤を使う頻度や量が多いほど、便意が正常に起こらなくなってきます。下剤を服用したあとに出現する便意は、腸管への強い刺激によって起こる「おなかがしぶる感覚」であり、本来の自然の便意とは異なります。これは、下剤による「しぶり感」なのです。

私は自然の便意が失われていないケースを「レスポンス・タイプ」、反応のない人を「ノン・レスポンス・タイプ」と命名し、治療に役立てています。

軽い便秘や停滞腸の人々には、便意が存在する「レスポンス・タイプ」がほとんどです。

一方、週に1回程度しか排便がなかったり、連日下剤を使っているような人では、「ノン・レスポンス・タイプ」であることが多いです。

これまでの経験からは、「ノン・レスポンス・タイプ」には高齢者のほか、若い女性が目立ちます。「あらゆる便秘治療をやったけれど、一向に改善しない」と長年、悩み続けている人はほとんどがこの「ノン・レスポンス・タイプ」です。

こうした人たちは下剤を服用するのをやめてしまうと、まったく排便がなくなり、腹部膨満感、腹痛などが出現します。

つまり、「便意のない便秘」の人は、腸の働きが低下して便が出にくいことに加えて、直腸反射もないために便秘になってしまうのです。このため、便意を取り戻す治療が不可欠です。

そのためには、あとで詳しく述べる生活療法と平行して、「便意」を取り戻すため、直腸に直接働く「新レシカルボン坐剤®（ゼリア新薬工業）」などの薬剤が有効です。

あなたの便秘はレスポンス・タイプ？
それともノン・レスポンス・タイプ？

次の質問に対して、当てはまるものをチェックしてみましょう。

質問項目	チェック欄
① 1日に1〜2回食である	□
② おなかがゴロゴロいわない	□
③ 水分をあまり取らない	□
④ 下腹部がよく張る	□
⑤ 便意（排便したいという感覚）がない	□
⑥ 下剤を服用しないと排便ができない	□
⑦ 1年以上、下剤を毎日服用している	□
⑧ 何もしないでいるとまったく便が出ない	□
⑨ グリセリン浣腸《かんちょう》を使ったことがある	□
⑩ 排便がない状態でおなかが張ってくると、胸焼けがする	□

回　答

当てはまるものがない　**レスポンス・タイプ**

章の後半で紹介している食事や運動で、間違いなく便秘は解消します。排便力もそれほど衰えていない状態です。

⑤以外にチェックがある　**レスポンス・タイプ**

便意があれば、まだ排便力を取り戻すのは比較的容易です。ただ、最後の砦《とりで》が残っている状態なので、ここで一度生活の見直しを計り、重症化を食い止めましょう。

⑤のみ、または⑤＋①～④のどれか2つにチェック　**ノン・レスポンス・タイプ（軽症）**

アントラキノン系下剤をやめ、マグネシウム製剤と新レシカルボン坐剤®によって便意を取り戻す訓練をしましょう。

⑤＋その他3つにチェック　**ノン・レスポンス・タイプ（中等症）**

チェックリストの①～④へのチェックが多いようであれば、今すぐ食事の見直しに着手しましょう。⑥～⑩のチェックが多く、体調がつらいようであれば、かなり重症化しています。

⑤＋その他5つ以上にチェック　**ノン・レスポンス・タイプ（重症）**

すでに、下剤が手放せない状態ではないでしょうか。特に⑥～⑩のチェックが多いようであれば、一度専門医に相談することをお勧めします。

下剤が手放せない「下剤依存症」がふえている

ささいなきっかけで下剤に頼ってしまう

「おなかにガスがたまって苦しい」「便がものすごく硬くなってしまった」……。便秘が続くと、まずはこうした不快症状が現れます。

便秘によって便が硬くなり、直腸に近いS状結腸付近に内容物がたまってくると、1日に2～3ℓは排出されるはずのガスが出せずにたまってきます。

ガスが2～3ℓたまるということは、たとえれば500㎖入りのペットボトル4～6本がおなかに入っているのと同じです。経験した人でなければわかりませんが、かなりおなかが張って苦しいものです。

そして、便秘の人々はこの苦しさから逃れるために、下剤に手を伸ばしてしまうのです。

さらに、下剤を飲んでも翌日に便が出ないということになれば、再び下剤に手を伸ばすことになります。「なんとかして出すまでは」と、通常の服用数よりもさらに多い錠数を服用するようになってしまうのです。
こうして、薬を手放せない状態になってしまっているのが「下剤依存症」の人なのです。

下剤依存症への道

下剤を1年以上常用している人の大半は、程度の差こそあれ下剤依存症に陥《おちい》っています。そして、「なんとかしてほしい」とクリニックにかけこんでくる人も大勢います。

一般に使われている下剤の70%以上は、センナ（薬を便秘薬として用いるマメ科の植物）、大黄《だいおう》（ダイオウ属の根茎を乾燥させた下剤）、アロエなどの「アントラキノン系」というタイプの下剤です。このタイプの下剤は、即効性はあるのですが、副作用も大きく、常用しているとさらに便秘がひどくなることがあります。下剤を飲めば飲むほど、ますます腸壁の運動を低下させるという悪循環になるのです。

その結果、下剤依存症はどんどん進行することになります。中等度程度の下剤依存症（下剤の服用量が常用量の数倍）になるとおなかが張るだけでなく、おなかのガスが胃を圧迫して食事が取れなくなってくるということまで起きてくるのです。

そして、さらに下剤の量がふえ、ひどくなると下剤の服用数が1日に50〜100錠というような、超重症の下剤依存症へと進行してしまうのです。ここまでくると、排便力が衰えたなどというレベルではありません。自力でまったく排便できないのです。

下剤には、アントラキノン系以外にもさまざまな種類があります。例えば下剤の副作用が起こりにくい「小腸刺激性下剤」や、腸内の内容物をふやしたり、便を軟らかくして排便を促したりする「機械性下剤」などです（詳しくは60ページ参照）。

便秘の原因に即した適切な下剤を正しく使って、同時に食事療法などの生活療法を実行すれば、薬の副作用を最低限におさえながら、やがては自力で排便できるようになります。

にもかかわらず、多くの人が下剤依存症に陥ってしまう理由はなぜなのか。先ほど述べたとおり、ドラッグストアなどで売られている市販の下剤のほとんどがアントラキノン系下剤であるということがあります。知らぬ間に副作用の強い薬を使っている人が少なくないというわけです。

もうひとつは医師側の問題です。医師の中には下剤に対する詳しい知識を持っていない者も多く、便秘でやってくる患者さんに対し、安易にアントラキノン系下剤を処方しているケースがよくあります。

また、たいした便秘でもないのに、下剤を乱用している人もいます。最も多いのがダイエット目的で、「食べたものが余分な脂肪になる前に外に出してしまおう」とばかり、下剤を気軽に使っているケースも見られます。後述しますが、下剤で体重がへるなどということはありません。この間違った考えは、結果としてダイエットどころか生命を脅かすような状態にすらなりかねないのです。

下剤依存症チェックリスト

さて、便秘で下剤に頼ることが多い人はぜひ、次のチェックリストで下剤依存症かどうか、また、その程度について調べてみてください。

軽症の下剤依存症なら、次章で紹介している「腸内リセット」法や食事プログラム、市販の薬剤との併用で改善の方向へもっていけます。また、中等症以上であっても、医師の指導のもとで治療を受ければ徐々に薬をへらし、自然の排便に持っていくことができます。

多くの人はいまだに「便秘なんて病気じゃない」「便秘になれば下剤を使えばいい」と軽い気持ちで考えているのではないでしょうか。しかし、これは大きな間違いです。

重症便秘や下剤依存症の人は、一度じっくり便秘に取り組み、下剤の量を減量させて「排便力」を身につけてください。

下剤依存症チェックリスト

あなたの下剤依存度をチェックしてみましょう。軽症、中等症、重症の主な項目を挙げました。当てはまる項目はありますか? 項目①と②が特に重要ですので、①と②が当てはまったところが、あなたの下剤依存症の程度と判断してください。

軽　症

質問項目	チェック欄
①　常用量以内の下剤を、連日1年以上服用している	□
②　連日ではないが、1回あたりの服用量が常用量よりもやや多い	□
③　下剤を服用しないと排便が不可能	□
④　通常は自然な便意を感じにくいが、感じることもときにある	□

中等症

質問項目	チェック欄
① 常用量の2～3倍の下剤を、毎日1年以上服用している	□
② 常用量以内の下剤を2～3種類、連日服用している	□
③ 下剤を服用しないと排便が不可能で、腹部膨満感も増す	□
④ 自然な便意はまったく感じない	□
⑤ 玄米やイモ類などの不溶性食物繊維を多く取ると腹部膨満感が増し、ひどいときには胸焼けなども起こる	□

重　症

質問項目	チェック欄
① 常用量の5～10倍以上の下剤を連日1年以上服用	□
② 常用量の2～3倍の下剤を2種類以上、連日服用している	□
③ 腹部膨満感が強く、たえず気になる	□
④ 夕方になると、ファスナーが上がらなくなるほど腹部膨満感が増し、食事が取れないほどの胸焼けの症状が現れる	□
⑤ 不安が強いので、多くの下剤を服用してしまう	□
⑥ 自然な便意はまったく感じない	□

確実にふえている下剤依存症

私のクリニックには、重度の下剤依存症の人がめずらしくありません。そして、大半が若い女性です。なぜ、このように下剤の服用量がふえていってしまったのでしょうか。

具体的なケースを挙げてみましょう。

ＯＬのＢ子さん（23歳）は、中学生時代から体操をやっており、体重のコントロールにいつも苦労していました。そのために食事量も少なめで、そのころから便秘がちでした。高校時代には自力ではなかなか出ない便を、週末にアントラキノン系下剤で出す習慣が始まっていました。

そこまでは、まだよかったのです。Ｂ子さんの下剤依存を加速させてしまったのは、友人から聞いた「下剤でやせるんだって」という一言でした。「食べたものが脂肪となってつかないうちに、すぐに下剤で外に出す。いくら食べても体重を保てる」というのです。

この話は、これまで長く食べたいものを我慢してきたＢ子さんにはとても魅力的でした。そこから下剤の量が一気にふえました。そのころ、Ｂ子さんは大学に進学し、体操をやめていました。運動量のへったＢ子さんの体は太りやすくなる一方でしたから、「食べてやせる下剤」は手放せなくなりました。

初めは常用量だったのですが、好きなものを好きなだけ食べる「過食傾向」がエスカレートするにつれ、前日の夜にある程度多量に下剤を服用しないと、翌日、排便がなく、「体重が増加してしまうのではないか」という不安にかられて、つい多く下剤を服用してしまうようになりました。

実際には、下剤で体重がへるなどということはありません。食べたものの栄養は大半が小腸で吸収されてしまいます。一方で大腸では水分のほか、電解質《でんかいしつ》（血液中の塩類）を調整する働きがあり、下剤の乱用でこの働きがさまたげられると、カリウム欠乏や心臓の機能異常など、命にかかわるトラブルも起こります。全身のむくみや顔のむくみも起こり、見た目にも不健康な状態になっていくのです。

なお、B子さんのように「便が出ないと体重が増加してしまう」という理由で重度の下剤依存症になる人は、どちらかというとやせ型の人が多く、食事の摂取量のコントロールが自分でうまくつけられない「摂食障害」を伴っていることが多いようです。「便を出さないとおなかが張る」「排便量が増加しない」「便が出ないと下腹部がポッコリしてしまう」などの場合も同様です。

B子さんの例は極端に思えるかもしれませんが、体重をふやしたくないという理由で下剤

「下剤で体重がへる」は大きな間違い！

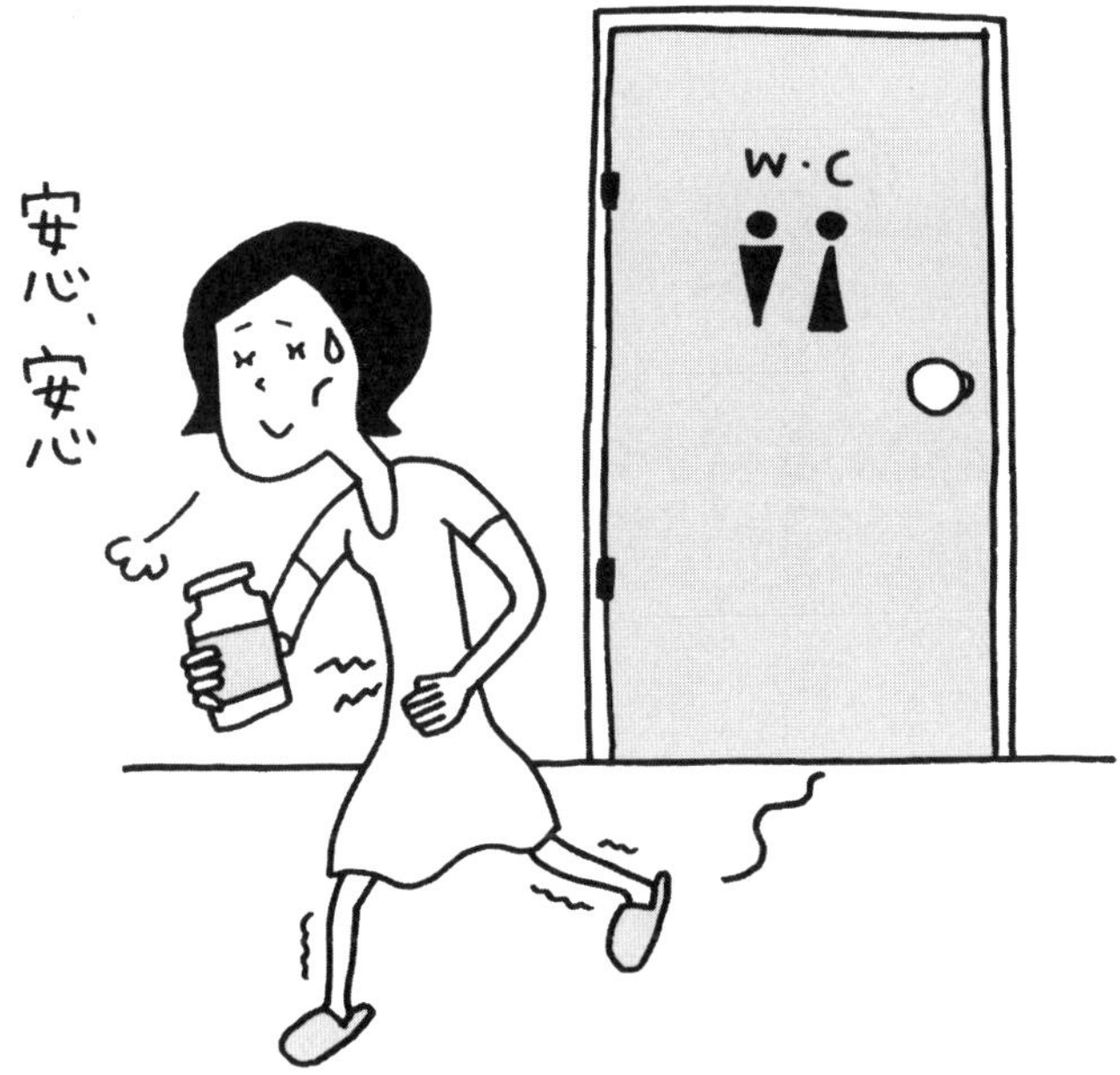

「体重をふやしたくない」という理由で下剤を乱用する女性が多いが、
栄養分は小腸で吸収されているため、下剤を使ってもダイエットはできない。

依存症が起こる例は非常に多いのです。その背景に、やはり、現在女性の「やせ願望」があるのでしょう。若い女性の多くは標準体重であっても、「ダイエットが必要」と思い込んでいる人が大勢います。

この誤った考えを正さないと、下剤依存症は今後、ますますふえることになるでしょう。

いろいろある便秘薬の種類

確かに、便を出さずにほうっておくことは危険です。これを改善するために下剤が大切な役割を果たしているのも事実です。

しかし、下剤は便秘を根本から治す薬ではなく、たまった便を緊急避難的に外に出すための薬なのです。便秘を治す薬ではありません。ここで、便秘薬についてご説明しましょう。

下剤にはさまざまな種類があります。まずは大きく、「刺激性下剤」と「機械性下剤」の2つに分けられます。

・刺激性下剤

腸の粘膜を刺激して腸の運動を高めるタイプの下剤です。刺激性下剤は、「大腸刺激性下剤」

下剤には実に多くの種類がある

刺激性下剤	大腸刺激性下剤	刺激性下剤の中でもよく使われるのが、刺激によって、大腸のぜん動運動を活発にし、便を出すタイプ。市販の錠剤の多くがこれにあたり、長く使い続けていると大腸メラノーシスの引き金になるため、常用することは勧められない。
	小腸刺激性下剤	大腸刺激性下剤と同じ働きで、小腸に刺激を与える。ヒマシ油やオリーブオイルがこれにあたる。小腸には下剤の副作用が起こりにくく、大腸メラノーシスができにくいため、お勧めすることが多い下剤。
機械性下剤	塩類下剤	便のもととなる腸内の内容物の浸透圧を高めて水分の吸収をおさえ、液状にして排せつを促す薬。副作用が起こりにくく、非常にお勧めの下剤（ただし、腎臓に障害がある人は避ける）。主成分はマグネシウムで、病院では粉薬の硫酸（りゅうさん）マグネシウムや酸化マグネシウムが処方される。にがりの主成分である塩化マグネシウムのほか、漢方薬に配合される成分のひとつで、天然の含水（水を含む）硫酸ナトリウムの芒硝（ぼうしょう）という生薬（しょうやく）も、塩類下剤にあたる。
	糖類下剤	腸内の水分をふやして、便を軟らかくすることによって排便を促進する。ラクチュロースは、胃や小腸では消化・吸収されずに大腸に到達する難消化性オリゴ糖。薬のモニラックは、子どもの便秘に使用するほか、肝性脳症（かんせいのうしょう）を改善する目的にも使用する。D-ソルビトールは造影剤（バリウム）による便秘の予防にも用いることがある。
	膨張性下剤	寒天、ふすまなどのように、水分を吸収して便のかさをふやし、軟らかくすることで排便を促す薬。バルコーゼなどがよく知られているが、おなかが張ることがある。
	浸潤性下剤	腸内の便に浸潤して、それを軟らかくさせる働きがある薬。日本ではあまり使用されていない。
その他	浣腸・坐薬	浣腸は主成分のグリセリンが直腸に刺激を与えて便を出す。坐薬の新レシカルボン坐剤®は肛門に入れて炭酸ガスを発生させ、腸の動きをよくする。

と「小腸刺激性下剤」に大きく分けられます。

本書で問題になるアントラキノン系の下剤は、この大腸刺激性下剤に分類されます。大腸や結腸を刺激して便を出すタイプの下剤で、アロエやセンナ、大黄といった成分が入ったものといえばわかりやすいでしょう。市販されている下剤の約70％が、このアントラキノン系の下剤になります。実際、即効性も高く、緊急用に短期使う分にはいいのですが、副作用もあるため、常用は避けるべき薬です。

もうひとつの「小腸刺激性下剤」は、小腸を刺激して便を出すタイプの下剤です。ヒマシ油やオリーブオイルなどが当たります。小腸には下剤の副作用が起こりにくいため、お勧めすることが多い下剤です。

・機械性下剤

便を軟らかくしたりかさをふやしたりして、排便反射を促すタイプの下剤です。便の水分を増して軟らかくする「塩類下剤《えんるいげざい》」、腸内の水分をふやして便を軟らかくする「糖類下剤《とうるいげざい》」、便のかさをふやす「膨張性下剤《ぼうちょうせいげざい》」などがあります。

また、その他の下剤として、浣腸《かんちょう》や坐薬《ざやく》などがあります。浣腸は直腸に直接刺激を与えて便を出し、坐薬は肛門で炭酸ガスを発生させることで腸の働きを促します。

下剤の副作用

便秘が重症化して下剤依存症になると、さまざまな副作用が出てきます。

「理想の大腸」で述べたように、健康な排便には結腸・直腸・肛門の連携プレーが必要です。この連携プレーには、脳や第2の脳といわれる腸の神経系がかかわっています。下剤に頼って便を出す習慣を続けていると、こうした腸のメカニズムに障害が起こり、排便力が衰えて自力で排便できなくなってしまうのです。

これはわかりやすくいえば、筋肉の衰えと同じです。使っていない筋肉は筋力が低下していくように、腸もまた下剤頼みでなまけきってしまうと、働きが徐々に悪化していってしまうのです。私はこうした下剤依存症の患者さんの腸を多数、実際に内視鏡を通して見てきました。

また、腹部の不快感や腹部膨満感、残便感などに常に悩まされるようになります。下剤による下痢の症状も慢性化してきます。

さらに重篤《じゅうとく》になると、血液中のカリウム値が低くなり、動悸《どうき》や脈の乱れ、倦怠感《けんたいかん》や筋肉痛が起こる「低カリウム血症」、血液中のナトリウムなどの塩類が過剰となり、むくみや高血圧を起こす「塩類過剰症」などが起こることもあります。

さらに怖いのは、下剤の長期連用で、大腸そのものの形態に異変が起こってくる可能性があることです。これは「大腸メラノーシス」（大腸黒皮症《だいちょうこくひしょう》）というもので、アントラキノン系下剤の長期連用者によく認められるものです。

下剤の定番といわれるアントラキノン系下剤は、結腸を刺激して排便を促す下剤です。つまり、動きの悪い腸を薬の力で無理やり動かすのです。このため、こうした下剤を服用するとおなかがキューと痛くなり、人によっては下痢便のような状態で便が出てくることになります。即効性があるため、市販薬でも多くの種類がありますし、医療機関で処方されることもしばしばです。

しかし、長期連用を続けて大腸メラノーシスを起こすと、腸の壁に黒いシミが発生します。アントラキノン系の下剤が体内に入ると代謝《たいしゃ》（新旧の入れ替わり状態）の過程から、腸にメラニンのような色素沈着が起こるのです（左ページの写真参照）。

大腸メラノーシスは自覚症状こそないものの、黒い色素の沈着が腸管の神経にも影響して、大腸がまるで伸びたゴムホースのような状態になり、動きが弱まってしまいます。その結果、ただでさえ弱くなっている大腸の働きをますます弱めてしまうのです。

下剤を飲み続けると腸が黒くなる!

① 正常な人の腸

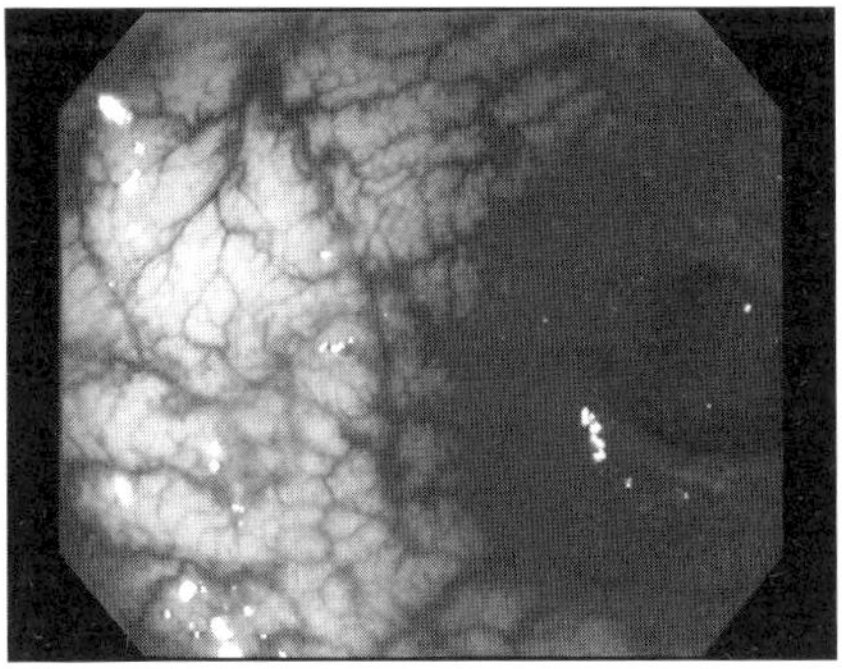

ピンク色で弾力がある。

② 大腸メラノーシスが見られる腸

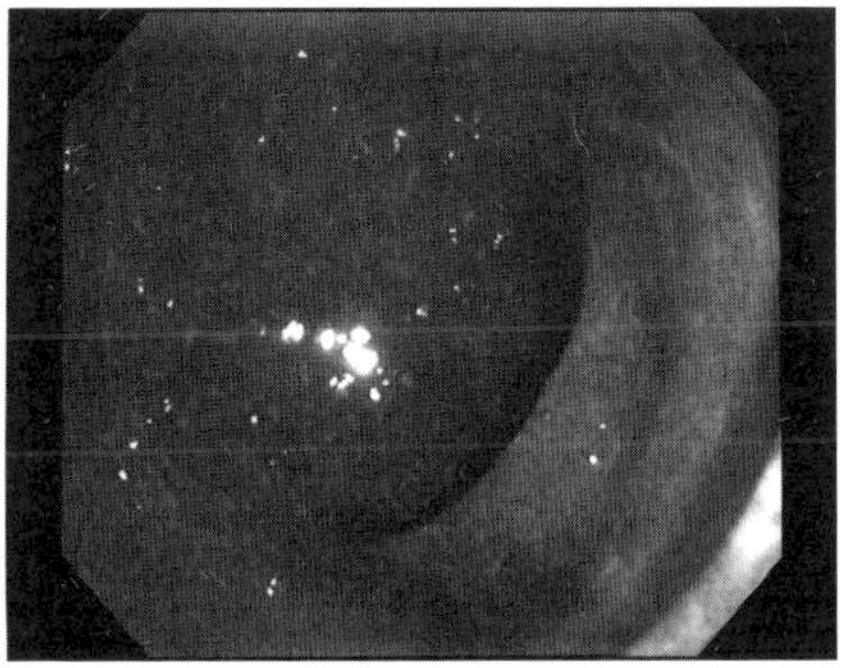

腸の中で色素沈着が起こる。痛みなどの自覚症状はないが、腸の弾力が失われ、伸びたゴムホースのようになって機能が低下する。

写真提供：松生クリニック

便意のない便秘の患者さん（つまり、下剤に依存している重症の患者さん）の腸を内視鏡で見ると、ほとんどに、この大腸メラノーシスが認められます。腸の粘膜が褐色だったり、ひどくなると真っ黒になったりしているのです。

下剤は使い分けが大切

便秘のタイプについては、30ページで、一般的な分類である「直腸性便秘」「弛緩性便秘」「けいれん性便秘」を紹介しました。

しかし、患者さんを実際に診《み》てみると、これらのいずれかにきちんと当てはまるというほど単純明快ではありません。そのため、私は左表のように、便秘のタイプを障害部位、原因別に5つに分類して、それぞれに合わせた下剤を処方する方法で治療を行っています。下剤にも、先ほどの「大腸刺激性下剤」などのように、種類によって作用を及ぼす腸の場所が変わるからです。

例えば排便を我慢しているうちに便意がなくなってしまったタイプでは、直腸や肛門に障害があると考えられます。そこで、浣腸や新レシカルボン坐剤®などを使います。

また、腸管の癒着による便秘は、小腸や結腸が障害を受けているので、アントラキノン系

便秘の新しい分類と有効な便秘薬の種類

障害される腸の部位や便秘の原因	便秘の原因となる障害	有効な便秘治療法や薬
1. 小腸	① 術後腸管癒着症 ② 炎症性腸疾患 ③ 薬剤の副作用	① 塩類下剤［酸化マグネシウムなど］ ② オリーブオイル ③ ヒマシ油 ④ 漢方製剤
2. 結腸	① 弛緩性便秘症 ［下剤長期連用による二次的障害を含む］ ② 大腸メラノーシス ［アントラキノン系下剤長期連用による二次的障害を含む］ ③ 術後の腸管癒着 ④ 薬剤の副作用 ⑤ 加齢による腸管機能の低下	① 大腸刺激性下剤 1. アントラキノン系下剤 ［センナ、大黄、アロエなど］ 2. フェノールフタレン系下剤 ［フェノバリン、ビサコジールなど］ 3. その他［ピコスルファート製剤など］ ② 塩類下剤 ③ 微温湯による腸洗浄 ④ 漢方製剤
3. 直腸・肛門	① 直腸反射の消失 ② 肛門反射の消失 ③ 腸管の切除によるもの	① 腸管刺激性下剤 1. 浣腸剤［グリセリンなど］ 2. 新レシカルボン坐剤®
4. 消化管内容物の減少	① 偏食［食物繊維摂取量の減少］ ② 加齢による食事量の減少	① 食物繊維 1. 不溶性食物繊維［セルロースなど］ 2. 水溶性食物繊維 ［難消化性デキストリン、ポリデキストロースなど］ ② 水分
5. ストレス	① 心理的ストレス ② 物理的ストレス ③ 月経前症候群［PMS］	① 薬物療法 ［トランキライザー、漢方製剤など］ ② 食事療法［γ-リノレン酸］ ③ 音楽療法

（著者による新案）

下剤と小腸刺激性下剤の適応となりますが、使用のしすぎに注意が必要です。というのも、アントラキノン系などの結腸刺激性下剤を連用していると副作用で結腸の動きが悪くなるからです。アントラキノン系下剤の量を少なくするか、ほかの結腸刺激性下剤を使用し、オリーブオイルなど小腸刺激性の下剤などを併用します。さらに、便が硬い場合は便を軟らかくする塩類下剤を使います。

ダイエットで便を作るだけのじゅうぶんな食事量を摂取しないため、便秘になっている人もいます。この場合は腸よりもむしろ腸を通る便のもと（消化管の内容物）に問題があり、食物繊維や水分の摂取が有効です。

もちろん、複数の障害を併せ持っているケースも少なくありません。患者さんのそれぞれの障害部位を見極めることができれば、適切な下剤を処方することができます。もちろん患者さん自身、下剤依存症に陥ることもなく、副作用も最低限におさえて、排便力を取り戻すことができるのです。

便秘に有効な漢方薬

漢方薬は、いくつもの生薬《しょうやく》（天然の動物や植物から作る薬）の組み合わせで構成されている薬です。現在、厚生労働省が認可した「便秘に効果がある」と認められる漢方薬は11種類です。このほか、漢方薬局などで売られている煎《せん》じ薬などが多数ありますが、こうした薬の成分にはほぼすべてにセンナか大黄《だいおう》が入っています。

これまでお話ししたように大黄やセンナ、アロエを含むアントラキノン系下剤を長期的に服用していると大腸メラノーシスを生じ、場合によっては排便が困難になってしまうこともありますから、あまりお勧めできません。

そこで副作用が少なく、使いやすい漢方薬として、防風通聖散《ぼうふうつうしょうさん》や麻子仁丸《ましにんがん》があります（これらは薬局でも市販されています）。漢方薬の成分には大黄やセンナだけでなく、芒硝《ぼうしょう》（天然の含水硫酸《がんすいりゅうさん》マグネシウム）や麻子仁《ましにん》（クワ科アサの果実）などの小腸に作用する下剤成分を含んでいるものもあります。

特に、防風通聖散の場合、大黄の含有量が少ないのが特徴です。防風通聖散の大黄含有量は、便秘によく使われる大黄甘草湯《だいおうかんぞうとう》という漢方薬の4分の1程度です。これなら下剤の副作用を最小限におさえながら効果をあげることができます。

ふだんは下剤を使用していない人が、緊急避難用として下剤を使う場合も、いきなり強い作用のアントラキノン系の下剤を使うのではなく、便を軟らかくするタイプの塩類下剤や、こちらの漢方薬をお勧めします。

便秘に有効な漢方薬

処方名	大黄《だいおう》含有量（g）	芒硝《ぼうしょう》含有量（g）	オレイン酸含有の有無	作用部位
防風通聖散《ぼうふうつうしょうさん》	0.257	0.119	無	小腸、結腸
大黄牡丹皮湯《だいおうぼたんぴとう》	0.393	0.354	有	小腸、結腸
潤腸湯《じゅんちょうとう》	0.417	—	有	小腸、結腸
桂枝加芍薬《けいしかしゃくやく》大黄湯《だいおうとう》	0.421	—	無	結腸
三黄瀉心湯《さんおうしゃしんとう》	0.477	—	無	結腸
麻子仁丸《ましにんがん》	0.529	—	有	小腸、結腸
大承気湯《だいしょうきとう》	0.531	—	無	結腸
通導散《つうどうさん》	0.614	0.355	有	小腸、結腸
桃核承気湯《とうかくじょうきとう》	0.625	0.188	有	小腸、結腸
調胃承気湯《ちょういしょうきとう》	0.714	0.179	無	小腸、結腸
大黄甘草湯《だいおうかんぞうとう》	1.0	—	無	結腸

（大黄、芒硝の含有量は1日の服用量を示す）

漢方薬を上手に使えば便秘解消効果が高まる

Ⓐ 防風通聖散《ぼうふうつうしょうさん》を投与した場合（対象＝187人）

	有効例	無効例	有効率
大腸メラノーシス有（97人）	68人	31人	70%
大腸メラノーシス無（90人）	79人	11人	88%

Ⓑ 麻子仁丸《ましにんがん》を投与した場合

（術後腸管癒着症を伴う便秘患者の改善例。対象＝32人）

有効例	無効例	有効率
22人	10人	69%

Ⓒ 防風通聖散《ぼうふうつうしょうさん》と大腸刺激性下剤とオリーブオイルを併用した場合

（オリーブオイルを2週間摂取後の調査。対象＝64人）

	大腸メラノーシス有（40人）	大腸メラノーシス無（24人）
下剤離脱	0人	1人
下剤減量	40人	22人
変わらず	0人	1人

なお、このほかにも便秘に有効な漢方薬には70ページのようなものがあります。いずれにしても、自分が飲んでいる、飲もうとしている下剤の成分をよく理解しておくべきです。漢方薬の場合でも、より効果的に使うためには、自分の体質に合ったものが大切ですから、医療機関や漢方薬に力を入れている薬局などに相談し、処方してもらいましょう。

さて、次章からは、具体的に排便力を身につけ、高めていくための日常生活でのアドバイスをご紹介していきます。

第３章

「排便力」を身につける生活習慣

軽い便秘は確実に自分で治せる

食事の改善が排便力を高める第一歩

さて、では実際に「排便力」を身につける方法をご紹介していきましょう。

下剤にそれほど依存していない軽症から中等症の便秘であれば、自分で治すことができるケースがほとんどです。

中でも、排便力を身につけ、高めるために重要になるのは食事です。私は東洋医学の考え方である「食養生《しょくようじょう》」（食べて命を養うという意味）を参考に、「食べて腸を養う」という考えから「食養腸《しょくようちょう》」という概念を考案し、腸の機能を整え、排便力を高める食材を便秘治療に積極的に取り入れています。そして、食養腸のための食材を、「腸内リセット」という自宅でできる便秘治療法の中に取り入れています。ここではその方法について、紹介していきます。

まだ、下剤にときどきしか手を伸ばしていないような人なら、本章に紹介している生活改善プログラムだけで排便力がじゅうぶんに高まり、便秘を解決できることでしょう。また、

「食養腸」で腸の機能を整える

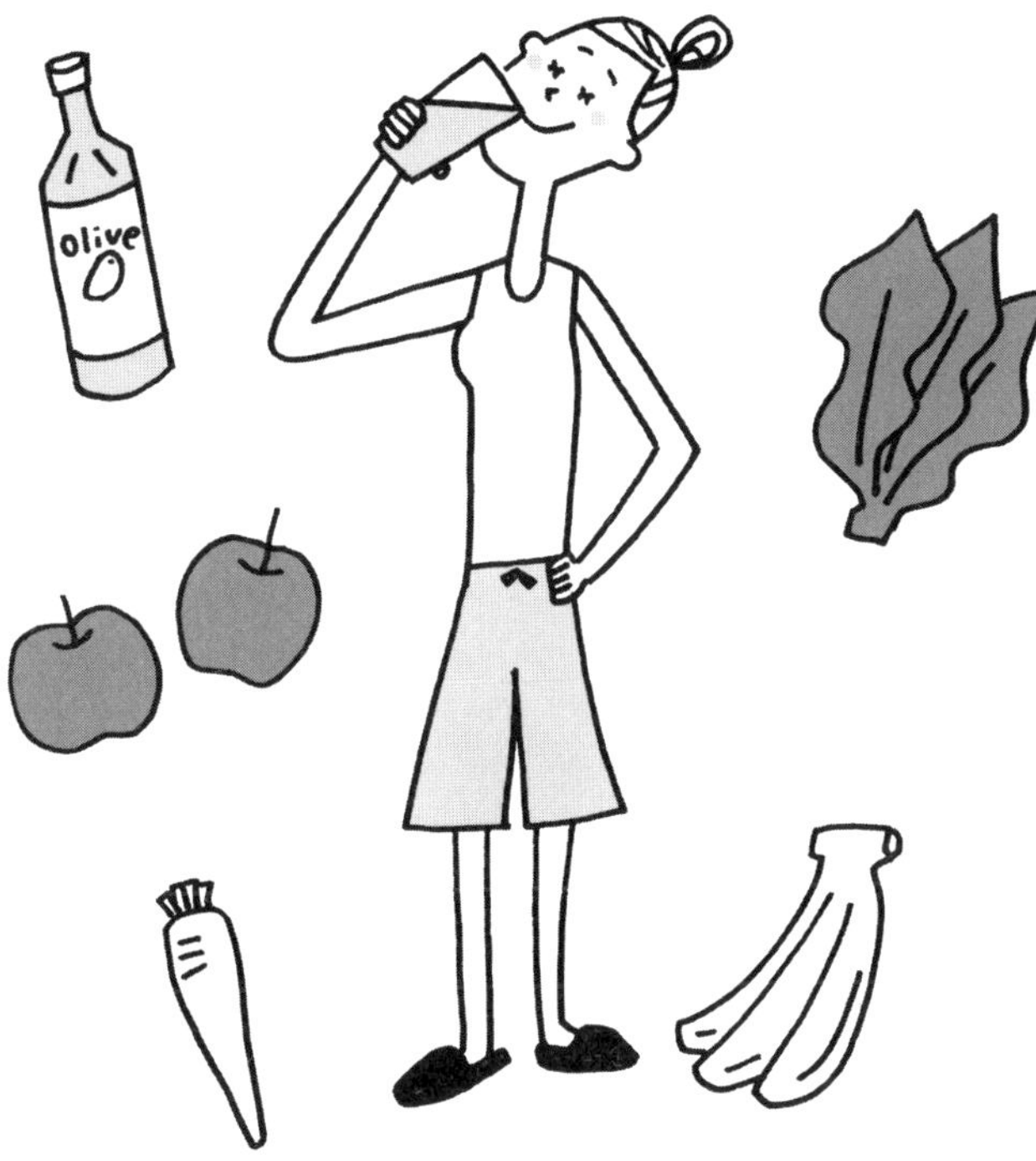

排便力を身につけるために特に重要なのが食事。
「食べて腸を養う」食養腸のための食材を食事に取り入れよう。

重度以上の便秘の人であっても、本章で紹介する食事療法や生活習慣は便秘を解消するための基本になります。ぜひとも取り入れてください。

食養腸に欠かせない７種の食材と栄養素

まず、食養腸のために取り入れていただきたい食材を紹介していきます。

① 腸の反射を起こす「水」

朝、目覚めてすぐコップ１杯の冷たい水を飲むことは便秘の解消法としてよく知られています。まだ何も食べ物が入っていない空っぽの状態の胃に冷たい水が入ると胃が刺激され、大腸に「ぜん動運動を始めなさい」という信号を送ります（胃・結腸《けっちょう》反射）。

実際、大腸内視鏡《ないしきょう》で検査を行うときに上行結腸《じょうこうけっちょう》（肛門《こうもん》より１・５ｍの位置で盲腸《もうちょう》の手前）に４℃以下の冷水を入れたところ、急速にぜん動運動が亢進《こうしん》する人が多数いるのです。

また、飲み物や食べ物から摂取した水の一部は大腸に到達し、便に吸収されます。つまり、便を軟らかくするためにも、水分は欠かせません。

② 便のかさをふやし軟らかくする「食物繊維」

便のかさをふやす、便を軟らかくするなど食物繊維が便秘にいいことは広く知られており、成人で1日25g以上の食物繊維を摂取することが推奨されています。しかし、誤解も多く、摂取の仕方を間違うと便秘をかえってひどくさせる場合もあります。

食物繊維には不溶性《ふようせい》食物繊維と水溶性《すいようせい》食物繊維があります。前者はセルロースなど、水に溶けない食物繊維です。実際の食品としてはレタスやキャベツ、ゴボウなどに多く含まれます。後者は低分子アルギン酸ナトリウムやペクチンなどの水に溶ける食物繊維のことで、コンブやワカメといった海藻類や、リンゴなどの熟した果実に多く含まれます。

排便力を高めるためには、両者をバランスよく食べることが大切です。食物繊維というと生野菜やサラダというイメージが強く、不溶性食物繊維だけをせっせと取っている人も少なくありません。しかし、不溶性食物繊維だけでは、しっかり水分を取らないと、便が硬くなってしまうのです。食物繊維の正しい取り方については、93ページから詳しくご紹介します。

③ 腸内の細菌バランスを改善する「乳酸菌」（特に植物性乳酸菌）

「乳酸菌《にゅうさんきん》」とは、「糖を分解して乳酸を作る細菌の総称」です。ヨーグルトやチーズなどの乳製品や乳酸菌飲料、キムチやみそなどの発酵食品に多く含まれます。

乳酸菌は腸の中での細菌のバランスを改善し、体の調子を整えます。いわゆる「善玉菌」として腸の中で働くため、便秘には欠かせないものです。整腸剤としておなじみのビオフェルミンも乳酸菌の一種で、この薬は下痢にも便秘にも効果があります。

乳酸菌の中でも特に注目したいのが、２００６年に登場した「植物性乳酸菌」です。ヨーグルトやチーズのように乳（動物性のもの）に生育する乳酸菌を「動物性」乳酸菌というのに対して、漬物やみそ、しょうゆ、酒など野菜や大豆などの植物性の発酵食品に多く生育するのが「植物性」乳酸菌です。植物性乳酸菌は乳酸菌の中でも特に生命力が強く、胃で死滅することなく、生きたまま腸に届きやすいことがわかっています。

④ 小腸を刺激する「オリーブオイル」

オリーブオイルの便秘への効果は、紀元前から知られています。その秘密はオリーブオイルに豊富に含まれているオレイン酸という脂肪酸にあります。オリーブオイル１００㎖中に含まれる脂肪酸は94㎎ですが、このうちオレイン酸は75％、リノール酸は10・４％で、ほかの油と比べても非常に多くのオレイン酸が含まれています。

米国の学者、ミカエル・フィールドの研究報告がたいへん興味深い結果を残しています。フィールド氏は動物の空腸《くうちょう》（小腸の一部）にオリーブオイルと、これまた便秘に古来から使用されてきたヒマシ油を流して、それぞれの油に含まれる脂肪酸（オリーブオイルではオレイン酸、ヒマシ油ではリチノール酸）が小腸でどのように働くかを比較しました。

実験の結果、短時間で見た場合にはオレイン酸のほうがリチノール酸よりも小腸に吸収されにくく、小腸の外に分泌《ぶんぴつ》されにくいという結果が得られました。

つまり、オレイン酸が多く含まれたオリーブオイルは小腸で吸収されにくい、ということがわかったのです。したがって、比較的多め（15〜30㎖）にオリーブオイルを摂取することで小腸までその成分が行き届き、小腸を刺激してスムーズな排便を促してくれる効果が期待できるのです。実際、オリーブオイルやヒマシ油は、小腸刺激性下剤としても使われます。

⑤ 腸内でビフィズス菌のエサになる「オリゴ糖」

今からおよそ50年以上も前に、ペンシルベニア大学の研究者が、母乳中に腸内細菌の中でも体に有効な作用を持つビフィズス菌を特別にふやす物質を発見し、「ビフィズス因子」と名づけました。この物質がオリゴ糖だったのです。

糖類には、しょ糖や麦芽糖《ばくがとう》のように吸収されやすくエネルギー源になるものもありますが、人間の消化酵素《こうそ》（消化を促す物質）では消化されないものもいくつかあります。オリゴ糖もそのひとつです。これらは分解されずに大腸まで達し、腸内細菌、中でも善玉菌であるビフィズス菌の栄養となって増殖させる作用があるため、腸の調子を整えるのに非常に有効です。

⑥ 腸管の働きをよくする「マグネシウム」

マグネシウムはミネラルの一種で、腸管の働きをよくする作用があることで知られています。一時期、便秘やダイエットに効果があるとブームになった「にがり」も、マグネシウムの含有量が多く、これが便秘改善効果のカギとなっています。ちなみに、下剤の一種である「塩類下剤《えんるいげざい》」にも、マグネシウム製剤というものがあります。

口から摂取されたマグネシウムの約25～60％は、体内に吸収されます。吸収されなかった分は、水分を引っ張っていき、便のもとである腸の内容物を軟らかくします。マグネシウムはまた、脂肪の燃焼など体内の化学変化を促進する酵素として非常に重要な働きをします。

⑦ ぜん動運動を活発にする「ビタミンC」

ビタミンCは別名「アスコルビン酸」といいます。この酸の作用に加え、ビタミンCが腸内で分解することによって発生するガスが腸のぜん動運動を活発にするのです。実際、ビタミンCを多く摂取すると、便が軟らかくなります。

食養腸に欠かせない7種の食材と栄養素

①「**水**」	便を軟らかくさせ腸の反射を起こす
②「**食物繊維**」	便のかさをふやし軟らかくする
③「**乳酸菌**」（**特に植物性乳酸菌**）	腸内の細菌バランスを改善する
④「**オリーブオイル**」	小腸を刺激する
⑤「**オリゴ糖**」	腸内でビフィズス菌のエサになる
⑥「**マグネシウム**」	腸管の働きをよくする
⑦「**ビタミンC**」	ガスを発生させ、ぜん動運動を活発にする

自宅でできる1週間の便秘治療「腸内リセットプログラム」

疲弊した腸をまっさらな状態にする

ご紹介した食養腸のための食材を取り入れた1週間の便秘治療メニューが「腸内リセット」です。腸内リセットは自宅で行う、いわば「セルフ・メディケーション」です。

そして、「腸内リセット」という名が現すように、これは便秘や下剤の使いすぎによって疲弊《ひへい》した腸をまっさらな状態に「リセット」するためのプログラムです。軽い便秘では、この腸内リセットだけで治ってしまう場合が非常に多く見られます。

【1日目】下剤で便を出し切ってからスタート

① たまっていた便を出し切る

腸内リセットの1日目は、たまっていた便を出し切るところからスタートします。ここで

腸内リセットプログラムの流れ

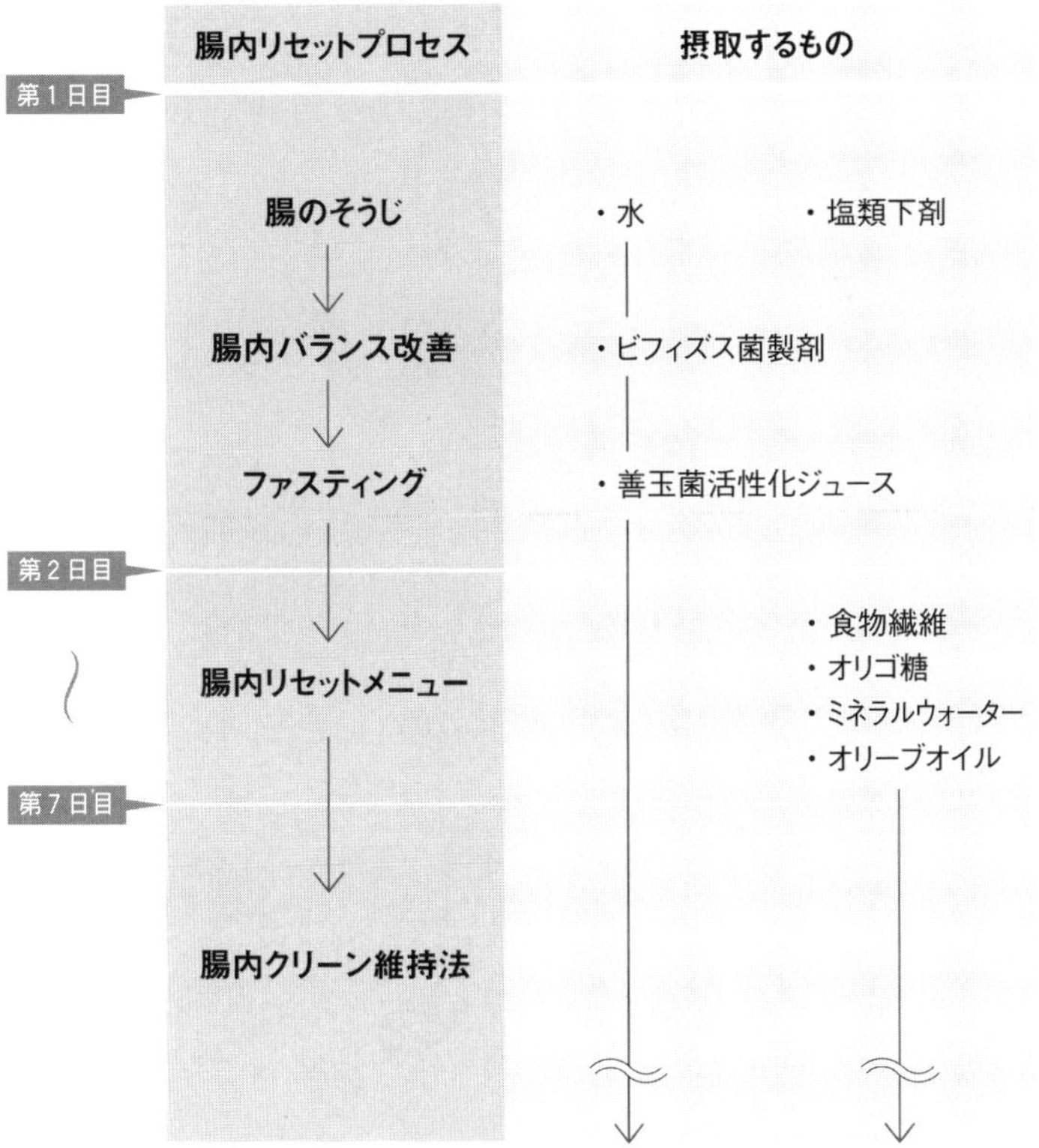

便秘や下剤で疲れた腸をリセット！

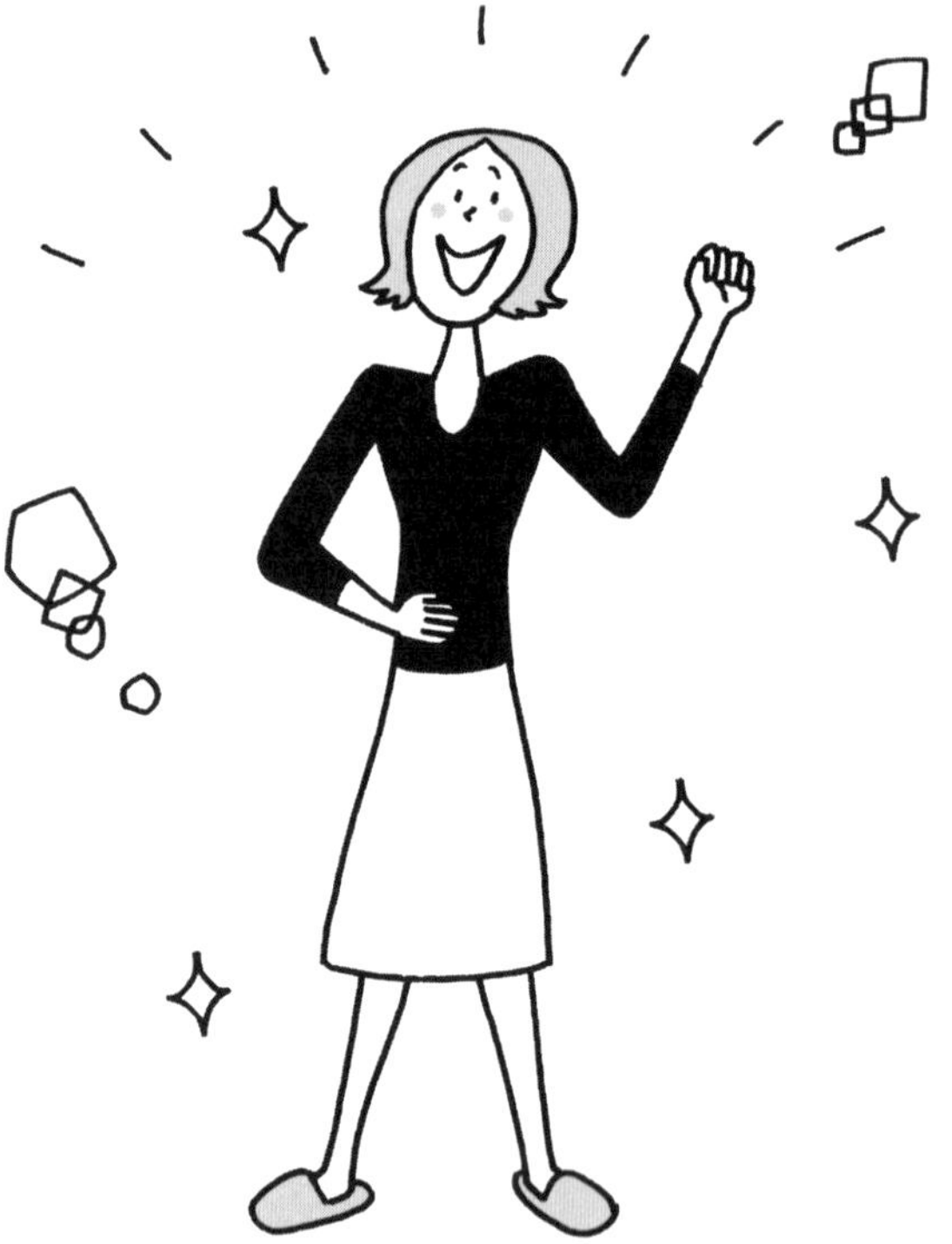

「腸内リセット」とは、食養腸のための食材を取り入れた
1週間の便秘治療プログラム。
軽い便秘では、この腸内リセットだけで治ってしまう場合も多い。

使うのはアントラキノン系ではなく、体に負担の少ない塩類下剤（ミルマグ®やスイマグ®など、マグネシウムを含む下剤）がお勧めです。

塩類下剤の成分となるマグネシウムなどのミネラルは、腸内で吸収されにくいため、腸内で浸透圧が高くなり、それを戻そうと水分の移動が起こります。これによって、便が軟らかくふくらんで腸の運動が開始されるのです。

私が特にお勧めしている塩類下剤が、硫酸《りゅうさん》マグネシウム製剤である「スラーリア®（ロート製薬）」です。これは1本120㎖入りの液体の下剤で、薬局で市販されています。まず、最少量の50㎖から様子を見て、症状に合わせて20～30㎖ずつ増量しながら、自分に合った量を調整してください。

空腹時に飲むのがポイントで、服用後は1～2ℓのたっぷりの水を摂取します。普通、服用後1～2時間程度で排便ができます。

なお、腸内リセット1日目は固形物の食事は取らず、水分とファスティング（断食）ジュース（後述）だけを飲むことになります。また、塩類下剤を飲むことになりますから、腸内リセットプログラムを始める日は、トイレに行くのに差し支えがない週末や休日がお勧めです。

② ビフィズス菌製剤を飲む

塩類下剤で便が出きったら、すぐにビフィズス菌製剤を多めに服用します。ビフィズス菌製剤は、「ビフィコロン®（日精キョーリン製薬）」「ビタナット®（ロート製薬）」など、薬局で多くの種類が市販されています。具体的な量については、それぞれの製品の説明書を参考にしてください。

ビフィズス菌は腸内に棲《す》む善玉菌をふやし、腸内細菌のバランスを改善するといわれています。腸内細菌は食べ物などの影響を受けやすいので、下剤で腸をきれいにしたところにすばやく入れる必要があるのです。

③ 腸の善玉菌をふやすファスティングジュースを飲む

ビフィズス菌製剤を飲んで約5時間後に、「ファスティングジュース」を飲みます。このジュースは、腸内でビフィズス菌のエサとなり、腸内の善玉菌を活性化させるためにとても重要です。

ファスティングジュースはバナナやリンゴなど、ペクチンを含む果物で手作りします（左ページ参照）。ペクチンは分解されるとドロドロになり、腸内の善玉菌を活性化させる働きがあるからです。2日目以降も、毎日飲むようにします。

材料のバナナと豆乳、ハチミツにはオリゴ糖が、ヨーグルトにはビフィズス菌が豊富に含

腸を休ませ機能を高める
ファスティングジュース2種の作り方

①　ヨーグルトバナナジュース

○ **材料（1杯分）**

バナナ ……………………… 2分の1本
豆乳（無調整のものが望ましい）… 100mℓ
プレーンヨーグルト …………… 100g
ハチミツ ……………………… 大さじ1

○ **作り方**

バナナと豆乳、ヨーグルトをミキサーにかけ、ハチミツを加えて出来上がり。

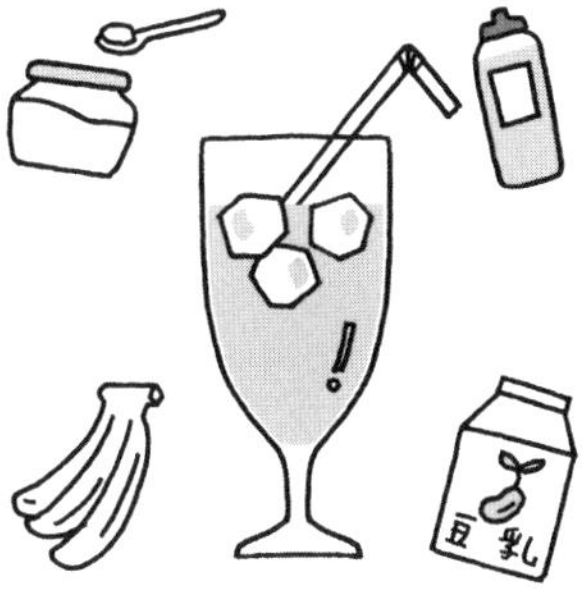

---

②　フレッシュ野菜ジュース

○ **材料（1杯分）**

バナナ、セロリ、ニンジン … 各2分の1本
リンゴ ……………………… 2分の1個
オリーブオイル ………………… 大さじ1

○ **作り方**

分量の野菜と果物をミキサーにかけ、最後にオリーブオイルを加えて出来上がり。

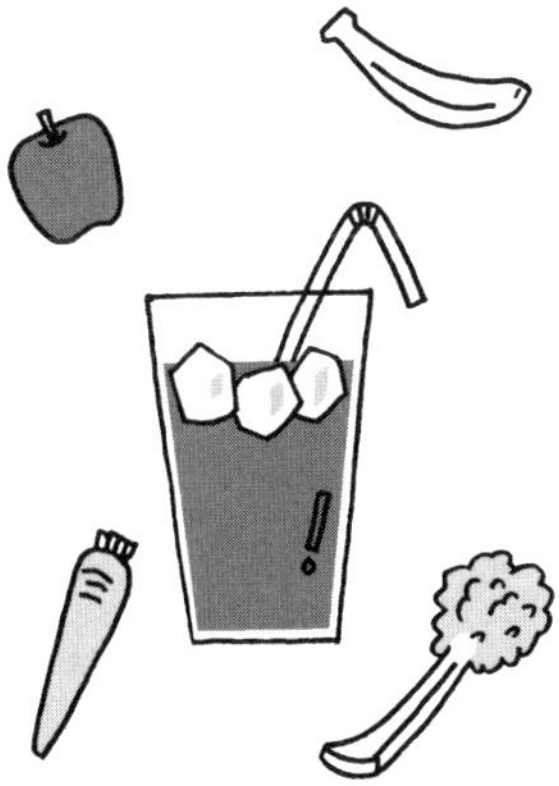

まれていますから、腸内細菌を活性化させるスペシャルドリンクが出来上がります。

なお、ファスティングジュースを手作りするのが難しい人は、ペクチンを多く含む市販の野菜と果物の100％ジュースなどを利用してもよいでしょう。

腸内リセットプログラムの1日目は、固形物としての食事を取りません。しかし、食事をしなくても、このファスティングジュースで最低限の栄養分を補給することができます。

しかも、ファスティングジュースなら消化に負担がかからないので、腸を休ませることもできるし、休息を与えることで腸の消化や吸収、運搬、代謝《たいしゃ》、排せつを担う腸管の粘膜細胞《ねんまくさいぼう》がよみがえり、腸の機能が高まるというわけです。

ちなみに、空腹でどうしてもがまんできない場合は、コンニャクゼリーなどの不溶性食物繊維を少量取るようにします。これらは水分を吸収しておなかの中でふくらみ、満腹感が得られます。

【2〜7日目】きれいにした腸を健康な腸に変えていく

腸内リセットプログラム2日目からは、きれいになった腸を健康な腸に変えていくための食事療法を開始します。ここで前にご紹介した「食養腸」のための食材を摂取していくわけです。

腸内リセットプログラム2～7日目の間に、必ず取らなくてはならない食品は、
①たっぷりの水分
②食物繊維
③ビフィズス菌製剤、または植物性乳酸菌飲料
④オリーブオイル
⑤オリゴ糖
の5種類です。①～⑤の食品が含まれていれば、基本的にはほかに何を食べてもかまいません。とはいえ、いきなり大量の食事を取ると胃腸が驚いてしまうので、2～3日目は食事量を少なめにしましょう。

また、①～⑤のほかに、積極的に取り入れてほしい食材として、前項でも紹介したマグネシウムとビタミンC、そして、生理前に便秘が重くなる人に勧めたいγ《ガンマ》―リノレン酸があります。

では、各食材をどのくらいの量、どのように摂取していけばよいのか、具体的に説明していきましょう。

①　水分の摂取

1日1・5～2ℓくらいの水分を摂取します。実は、水は仮に1日1ℓ飲んだとしても、大腸にはその10分の1程度しか行きません。大腸に行った水分は体内に再吸収されるため、便の中に行くのは0・1ℓ程度です。これが夏になると汗が出るため、便に行く水分量はさらに減少します。意識的に水を取る必要があるのです。

補給する水分は、できれば少しだけ工夫をするとよいでしょう。次に挙げるものを参考にしてください。より便が出やすくなるからです。

［ミネラルウォーター］

ミネラルウォーターには、ナトリウムやカリウム、マグネシウムが豊富に含まれており、特にマグネシウムは後述するように、腸管の神経細胞を回復させたり、腸から水分を引き出したりするなど、便を軟らかくする作用が期待できます。

特に私が患者さんにお勧めしているミネラルウォーターは、コントレックスというフランスのミネラルウォーターです。最近は、スーパーやコンビニエンスストアでたくさんのミネラルウォーターを見かけるようになりました。ですので、入手は比較的しやすいかと思います。ラベルの表示を確認して、好みの味のものを選ぶのもよいでしょう。

2日目以降に毎日摂取する食品量の目標・目安

必ず取るもの

水分	1日あたり1〜1.5ℓ
ビフィズス菌製剤	1日あたり3〜5g
食物繊維	・2〜3日目：15g ・4日目以降：25g （不溶性食物繊維と水溶性食物繊維の割合が2:1になるように。不溶性食物繊維ばかりを取りすぎないよう注意）
オリーブオイル	1日あたり15〜30mℓ
オリゴ糖	1日あたり3〜5g

取るのが望ましいもの

マグネシウム	1日あたり500〜1000mg（コンブ、ホウレンソウ、ヒジキ、納豆、カツオ、ゴマ、サツマイモなどを最低一品取り入れる）
ビタミンC	1日あたり1〜2g

ちなみに、主なミネラルウォーター100㎖に含まれる成分は次のとおりです。数値は上から順に、ナトリウム→カリウム→マグネシウムです。

・コントレックス（84㎎／9・1㎎／3・2㎎）
・エクスレパン（38㎎／14㎎／2㎎）
・ヴィッテル（19・9㎎／7・3㎎／4・9㎎）

［にがり水］

にがりとは海水を濃縮して塩を結晶させて取り出した残りの液体で、豆腐の凝固剤《ぎょうこざい》として用いられてきました。このにがりには海水からのミネラルが多く、特にマグネシウムも豊富です。水1ℓあたり1～1・5㎖のにがりを加えたにがり水を摂取してもいいでしょう。なお、にがりは塩分（ナトリウム）も多いため、多ければ効果が高いと考えて加えすぎることは厳禁です。

［ハーブ入り飲料水（毒出しジュース）］

ペパーミントやジンジャー（ショウガ）といったハーブ類は、消化管の働きをよくすることが知られています。そこで、私はこれらのハーブにオリゴ糖やレモンを加えたハーブ入り飲料、通称「毒出しジュース」を考案しました。

これらは防風通聖散《ぼうふうつうしょうさん》という漢方薬の組成から考案したもので、停滞腸《ていたいちょう》や便秘の人向けに考案したのですが、雑誌や書籍に取り上げられ、全国的に知られることとなりました。この毒出しジュースだけで、便秘やガス腹が解消したという声も非常に多く寄せられています。作り方は次ページで紹介していますので、ぜひ試してみてください。


【ファスティングジュース】

腸内リセットプログラムの1日目に摂取したファスティングジュース（87ページ参照）は、水溶性食物繊維であるペクチンを豊富に含んでいます。このジュースは、2日目以降も積極的に取り入れましょう。

② 正しい食物繊維の摂取

前にご紹介したように、成人で1日25g以上の食物繊維を摂取することが推奨《すいしょう》されています。これを目安に摂取しましょう。ただし、食事を取っていない胃にいきなり大量の食物繊維を取ると腸がびっくりしてしまうため、3日目くらいまでは、1日15g程度におさえておくようお勧めします。

停滞腸を解消する「毒出しジュース」の作り方

○ 材料（約500mℓ分）

ペパーミントのティーバッグ ……… 1個
レモンの絞り汁 ……………… 大さじ1
ショウガ ………… チューブ入りのもの1～2cm分、あるいは1片をすりおろす
オリゴ糖 ………………………… 適量

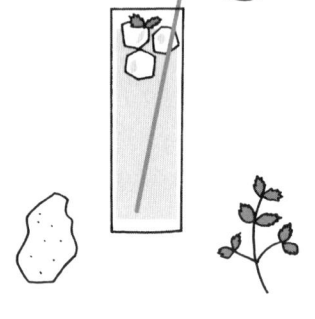

○ 作り方

① 500mℓ程度のお湯にティーバッグを1つ入れ、ミントティーを抽出する。
② ここにショウガ、レモンの絞り汁、オリゴ糖を適量加えて、よくかき混ぜて出来上がり。

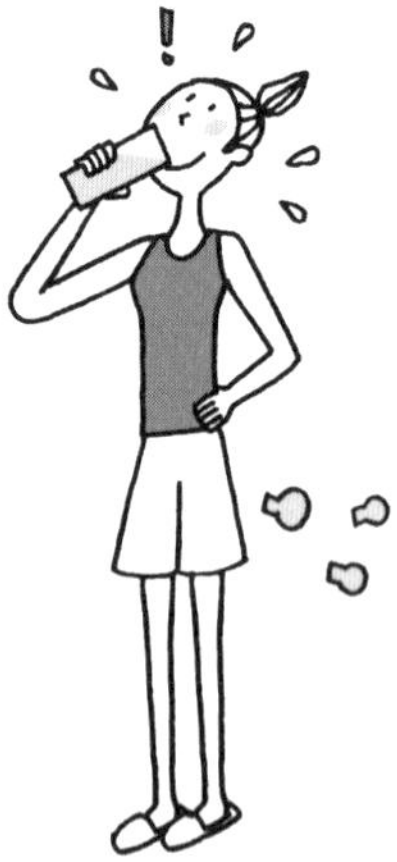

＊ 材料の量は好みで増減してもOK。
＊ にがりを1～2滴加えると、停滞腸の解消効果が大きくなる。
＊ 多めに作った場合は、冷蔵庫保存で2日程度を目安に飲みきること。

なお、食物繊維の効果的な取り方は、不溶性食物繊維と水溶性食物繊維をバランスよく取ること。「不溶性」対「水溶性」の摂取割合は「2対1」が理想です。

これは以前、慢性便秘症の患者さんに水溶性食物繊維の一種である「ポリデキストロース」を含む飲料水を摂取してもらったところ、水溶性食物繊維7g、不溶性食物繊維14gの割合が、排便に対して最も良好な結果が得られたことに基づいています。

98ページで、代表的な食品に含まれる食物繊維の数値を紹介します。水溶性食物繊維と不溶性食物繊維それぞれの数値を示しますので、不溶性と水溶性の割合が偏りすぎないよう参考にしてください。

また、同ページの表では、各食品のF・I値（ファイバー・インデックス値）とS・F値（サルバブル・ファイバー値）も紹介しています。

F・I値とは、食材100g中に含まれるエネルギー量（kcal）を100g中の食物繊維で割った値です。これがどういう意味を示すかといえば、F・I値の値が低いほどエネルギー量が低く、食物繊維量が多いのです。つまり、F・I値が低い食材は便秘にならずにダイエットをしたいかたに非常に役立ちます。

また、S・F値とは、総食物繊維量に占める水溶性食物繊維量の比率です。

先ほども述べているように、食物繊維を取るときに、不溶性食物繊維ばかりを取っている人が多くいます。

水分を摂取しないまま不溶性食物繊維ばかりを多く取り過ぎてしまうと、便が硬くなってしまったり、腹部膨満感《ぼうまんかん》が強くなったりしてしまいます。同様の理由で、便秘の改善を目的に、マクロビオティクス（玄米菜食）的な食事を摂取し続けると、ますます便秘の症状が悪化してしまうことがあります。これは、玄米を中心にした不溶性食物繊維の割合が多くなってしまうためです。

したがって、不溶性食物繊維を多く取るときには、水分を比較的多く取ることが必要になってきます。

さて、一方の水溶性食物繊維は、水を引っ張ってきてくれるタイプの食物繊維です。排便力を高める場合は、できるだけS・F値の比率が高い食材を選択し、取り入れていくとよいといえます。

表を見ると、S・F値が高いのは、穀類では、ライ麦パンやパスタ、野菜では、オクラ、ゴボウ、タマネギ、ニンジンなどです。豆類では、意外なのは納豆です。フルーツは比較的どれでも水溶性食物繊維が多く、S・F値も高値になります。

以上のような一覧表を利用して、毎日の食事に注意していただくと、食物繊維がバランスよく取れるようになります。

もうひとつ、スープや他の副食に使う野菜の具体的な食物繊維量を知るためのアイデアとして、「ワン・カップ法」をご紹介したいと思います。

食物繊維を25g、15g取るのがいいといっても、料理のたびにいちいち計ったり計算したりするのはたいへんです。

ワン・カップ法は各種食材を計量カップ２００mlの計量カップ中におのおの入れて、２００ml中のおおよその量を重さで測定し、その重さから食品分析表を用いて、食物繊維（ファイバー）の量を測定したものです。

どの家庭にもある２００mlの容器で計量できるので、料理を作る場合、どのくらいの量を入れれば必要な食物繊維の量が摂取できるかがわかります。

③ 乳酸菌（ビフィズス菌製剤）

腸内のバランスを整えるために、適量を毎日摂取していきます。乳酸菌製剤は、86ページでも紹介したように、薬局で市販されています。腸内リセットプログラム後は、植物性乳酸菌の入ったヨーグルトや飲料水などに替えてもいいでしょう。

食物繊維が多い食品リスト

以下は、代表的な食品に含まれる食物繊維の数値です。水溶性食物繊維と不溶性食物繊維それぞれの数値を示しますので、不溶性と水溶性の割合が偏りすぎないよう参考にしてください。

F・I値とは、食材100g中に含まれるエネルギー量（kcal）を100g中の食物繊維で割った値です。F・I値の値が低いほどエネルギー量が低く、食物繊維量が多いことを示します。つまり、F・I値が低い食材は便秘にならずにダイエットをしたい人に非常に役立ちます。

また、S・F値とは、総食物繊維量に占める水溶性食物繊維量の比率です。

	食品名	カロリー（kcal）	食物繊維（g）	水溶性食物繊維（g）	不溶性食物繊維（g）	F・I値	S・F値
穀類・麺類	ライ麦パン	264	5.6	2	3.6	47	36
	ソバ	132	2	0.5	1.5	66	20
	ヒエ	367	4.3	0.4	3.9	85	9
	パスタ（ゆで）	149	1.5	0.4	1.1	99	27
	アワ	364	3.4	0.4	3	107	12
	食パン	264	2.3	0.4	1.9	115	17
	うどん（ゆで）	105	0.8	0.2	0.6	131	25
	精白米	168	0.3	0	0.3	560	—
野菜	ブナシメジ（ゆで）	21	4.8	0.2	4.6	4	4
	マッシュルーム（ゆで）	16	3.3	0.1	3.2	5	3
	オクラ（ゆで）	33	5.2	1.6	3.6	6	31
	ゴーヤ	17	2.6	0.5	2.1	7	19
	モロヘイヤ（ゆで）	25	3.5	0.8	2.7	7	23
	ブロッコリー（ゆで）	27	3.7	0.8	2.9	7	22

	ゴボウ(ゆで)	58	6.1	2.7	3.4	10	44
	レタス	12	1.1	0.1	1	11	9
	キュウリ	14	1.1	0.2	0.9	13	18
	キャベツ(生)	23	1.8	0.4	1.4	13	22
	ニンジン(ゆで)	39	3	1	2	13	33
野菜	カボチャ(ゆで)	60	3.6	0.8	2.8	17	22
	タマネギ(ゆで)	31	1.7	0.7	1	18	41
	トマト	19	1	0.3	0.7	19	30
	トウモロコシ(ゆで)	99	3.1	0.3	2.8	32	10
	サツマイモ(蒸し)	131	3.8	1	2.8	34	26
	ジャガイモ(蒸し)	84	1.8	0.6	1.2	47	33
	寒天(もどし)	3	1.5	—	—	2	—
	モズク	4	1.4	—	—	3	—
	ワカメ(もどし)	17	5.8	—	—	3	—
豆・海藻	おから	111	11.5	0.4	11.1	10	3
	大豆(ゆで)	180	7	0.9	6.1	26	13
	納豆	200	6.7	2.3	4.4	30	34
	そら豆(ゆで)	112	4	0.4	3.6	28	10
	ブルーベリー	49	3.3	0.5	2.8	15	15
	キウイフルーツ	53	2.5	0.7	1.8	21	28
	イチゴ	34	1.4	0.5	0.9	24	36
	イチジク	54	1.9	0.7	1.2	28	37
フルーツ	アボカド	187	5.3	1.7	3.6	35	32
	リンゴ	54	1.5	0.3	1.2	36	20
	グレープフルーツ	38	0.6	0.2	0.4	63	33
	バナナ	86	1.1	0.1	1	78	9
	ブドウ	59	0.5	0.2	0.3	118	40

(F・I値は小数点以下を四捨五入。寒天、モズク、ワカメは総食物繊維量のみ表示のため算出不可)

計算いらずの「ワン・カップ計量法」

食品のカロリーや食物繊維の量を、料理のたびに計算するのはたいへんです。以下に、200㎖の計量カップにそれぞれの野菜や果物を入れた場合の食品量、食物繊維量、カロリーを表示します。料理の際に参考にしてください。

食品名	1カップに含まれる食品の量（g）	1カップに含まれる食物繊維の量（g）	1カップあたりのカロリー（kcal）
ゴボウ（ささがき）	90	5.5	52
コンニャク（一口大）	155	4.7	11
ホウレンソウ（3～4cm長さ切り）	35	1	7
タマネギ（薄切り）	8.5	1.4	31
キャベツ（一口大）	40	0.7	9
ニンジン（乱切り）	120	3	44
長ネギ（小口切り）	85	1.9	24
ジャガイモ（さいの目切り）	115	1.5	87
セロリ（薄切り）	90	1.4	14
カボチャ（イチョウ切り）	130	4.5	118
シイタケ（薄切り）	50	1.8	9
ピーマン（乱切り）	85	2	19
トマト（くし型切り）	150	1.5	28
リンゴ（皮付きイチョウ切り）	100	1.5	54
マンゴー（スプーンでひとすくい）	145	1.9	93
ブルーベリー（まるごと）	120	4	59
イチゴ（半分に切る）	115	1.6	39
バナナ（薄切り）	130	1.4	112
パイナップル（イチョウ切り）	135	2	69
キウイ（半月切り）	140	3.5	74

④ オリーブオイル

1日、15～30㎖を目安に、摂取します。特に酸性度が低いエキストラバージンオリーブオイルがお勧めです。直接飲む方法もありますが、オリーブオイルはほかの食材と合わせたほうがおいしくなるため、パンにつけたり、サラダに加えることをお勧めします。109ページからのレシピも、オリーブオイルをおいしく取れるように考案されていますので参考にしてください。

ただし、オリーブオイルも脂質の一種ですから、高カロリーです。多く摂取する場合はそのほかの食事量をへらすなど、摂取カロリーの調整が必要です。

⑤ オリゴ糖

摂取の目安は最低1日3～5gです。果物や豆乳など、オリゴ糖の含まれている食品から摂取するほか、甘味料として市販されているものではフラクトオリゴ糖、イソマルトオリゴ糖、ダイズオリゴ糖、ガラクトオリゴ糖などがあります（103ページの図表参照）。

オリゴ糖はスーパーやドラッグストアなどで入手できます。これを砂糖の代わりに料理に利用して、オリゴ糖を取る習慣をつけましょう。

⑥ マグネシウム

マグネシウムの豊富な食材には、コンブやホウレンソウ、ヒジキ、玄米、納豆、カキ、カツオ、ゴマ、サツマイモ、落花生などがあります。これらを1日最低一品食べてください。

なお、90ページでご紹介したミネラルウォーターやにがり水は、マグネシウムの摂取源としても非常に有効です。しかし、前述したように、にがりやミネラルウォーターだけでマグネシウムを取ることは避けてください。特に、にがりの過剰摂取は避け、できるだけ食品から取るようにしましょう。

⑦ ビタミンC

ビタミンCは野菜や果物といった食品で取るのがいちばんですが、難しい場合はサプリメントが手ごろです。ビタミンC含有のサプリメントは薬局やコンビニなどで市販されています。朝起きてすぐの空腹時に、1~2gのビタミンCを取るのがいいでしょう。

⑧ γ―リノレン酸

この食材は、女性、特に月経前症候群《げっけいぜんしょうこうぐん》（PMS）が影響していると思われる便秘の人にお勧めするものです。該当しない人は、補足的に考えていただき、腸内リセットプログラム

腸内の善玉菌をふやすオリゴ糖は主に4種類

フラクトオリゴ糖	しょ糖に1～3個の果糖が結合したもの。消化酵素で分解されにくく、ビフィズス菌の増殖を促し、虫歯になりにくい甘味料
イソマルトオリゴ糖	ハチミツやみそ、しょうゆなどに含まれるオリゴ糖。ビフィズス菌の増殖を促し、虫歯になりにくい性質を持つほか、熱や酸にも強く、料理に利用するとうまみやコクが出る
ダイズオリゴ糖	大豆に含まるオリゴ糖の総称。大豆タンパク質を利用したあとの残りカスから作られる。エネルギーはしょ糖の半分と低カロリー。熱や酸にも強い
ガラクトオリゴ糖	乳糖をアルカリで処理して作る。ビフィズス菌の増殖を促し、タンパク質の消化吸収を助ける働きがある

中やその後の生活で積極的に摂取する必要はありません。

γ―リノレン酸は母乳やコンブなどの海藻類に含まれる、重要な脂肪酸の一種です。国内外の研究では、PMSに有効だったという報告があります。

女性が便秘になりやすい背景には、女性ホルモンの影響があると28ページでお話ししました。PMSで便秘に悩む人は多く、ふだんは便秘でない人もこの時期には便秘になったり、もとから便秘の人ではこの時期に症状が悪化しやすくなります。

食事でこの成分を取るのが難しい場合は、サプリメントや補助食品で補ってもいいでしょう。例えばγ―リノレン酸入りのクッキー「ピュセラ®（日清オイリオ社）」などがあります。

このクッキーを20日間摂取してもらい、便秘に対する効果を調べた調査では、腹部膨満感や便秘など、月経前緊張症に伴うさまざまな自覚症状が改善された人が多く、さらにγ―リノレン酸を摂取する前と後では、半数以上の人に下剤の服用量がへらせる、という効果が見られました。生理前に便秘が悪化するタイプの人にはお勧めの食養腸の素材です。

プログラム終了後の「腸内クリーン維持法」

1週間の腸内リセットプログラムを終えたあとは、2～7日目で行っていた食事プログラ

γ-リノレン酸の便秘に対する効果

γ-リノレン酸配合のクッキー
「ピュセラ®（日清オイリオ）」を20日間投与した場合（対象＝8人）

	下剤服用量変化なし	下剤服用量減量
γ-リノレン酸投与前	8人	0人
γ-リノレン酸投与後	4人	4人

PMSを伴う便秘患者に「ピュセラ®」を20日間投与した場合（対象＝14人）

γ-リノレン酸投与後	PMSの自覚症状（便秘）変化なし	2人
	PMSの自覚症状（便秘）軽減	12人

（著者による調査）

ムを基本に、食養腸のための食材を取り続けることが勧められます。これは、腸内リセットで1週間かけて作ったクリーンコロン（きれいな腸）を維持し、排便力のさらなる向上を促すためです。

こうした維持のための食事療法は、あとで述べる下剤依存症の患者さんにも必要で、病院においても、薬物治療と併行してやっていただく基本の食事療法となります。このため、私はこれを「腸内クリーン維持法」とも呼んでいます。

腸内クリーン維持法を続けることは、患者さんにとってとても根気がいることです。しかし、長い目で見れば、排便力を身につけ、便秘と決別するためにとても有効な「治療法」です。おそらく、薬物療法と同等くらいの効果をもつでしょう。この本を手にしたことを機会に、ぜひ自分の食事習慣に目を向け、悪いところがあれば改善してみてください。たかが食事、では決してないのです。

column 3

腸プラス食品と腸マイナス食品

私が提案する「食養腸」は漢方の考え方に基づいています。漢方の世界では、陰陽《いんよう》という考え方で全身をとらえますが、食事に関しても、食品を陰と陽に分けるため、少々難解です。そこで、腸を中心として考えたとき、腸に有効な食品を「腸プラス食品」、腸に無効あるいは害をもつ食品を「腸マイナス食品」と表現してみました。

この腸プラス・マイナスのポイントは、腸の働きの状態によって、同じ食品の腸プラス、腸マイナスが逆になることです。その代表が、先ほども申しあげた玄米です。

腸の動きは、心理的なストレスなどさまざまな原因で抑制されることがあります。この、腸の働きが低下している腸を私は「ストレス腸」と呼んでいます。反対に、ぜん動運動が活発になる「リラックス腸」もあります。

ストレス腸の状態では、玄米は腸マイナスの食品になりますが、リラックス腸のときは、腸プラス食品になります。

玄米はストレス腸のときに積極的に摂取すると、便がより硬くなったり、腹部膨満感の症状が強くなったりと、排便状況をさらに悪化させてしまうおそれがあります。私のクリニックで大腸の内視鏡検査を受けた人の中には、上行結腸《じょうこうけっちょう》に未消化の玄米がたまっていた人が数人いました。腸の運動がある程度改善した状態でなければ、玄米は逆効果なのです。

一方、リラックス腸の人が玄米を取ると、おなかの調子をさらによくすることが可能で、この場合は腸プラスの食品として取ることができます。ですから、玄米を積極的に取るのであれば、ある程度リラックス腸に移行してから取るべきです。なお、玄米を取るときには、オリーブオイルをかけて摂取するとなおよいでしょう。(レシピは109ページを参照)。

腸プラス、腸マイナスになる主な食品や食事形態

① ストレス腸（腸の動きが低下している場合）

腸プラス	水溶性食物繊維、オレイン酸、 オリゴ糖、植物性乳酸菌
腸マイナス	不溶性食物繊維（特に玄米）、肉食、 炭水化物を抜くダイエット、２回食

② リラックス腸（腸の動きがスムーズな場合）

腸プラス	玄米、ペパーミント、水溶性食物繊維、 オレイン酸、マグネシウム、植物性乳酸菌
腸マイナス	過度のアルコール摂取、過度の水分摂取、 過度の果実摂取、肉食、ファーストフード、 酸化した油、リノール酸

Genmai
&
Olive
Oil

排便力を高める

玄米＆オリーブオイル活用レシピ 9

「腸内リセットプログラム」２〜７日目や、終わったあとの「腸内クリーン維持法」に役立つ玄米とオリーブオイルをメインにした極めてシンプルなレシピ集です。
玄米は、オリーブオイルと摂取すると腸に負担をかけすぎることなく、腸プラスの食材として活用できます。このレシピを参考に主食として取り入れてみてください。

レシピ協力：チェリーテラス・代官山

menu 01

オリーブオイルライス

材 料（1人分）
玄米ご飯（炊いたもの）：ご飯茶わん1杯分、エキストラバージンオリーブオイル：大さじ1、塩：適量

作り方
炊いた玄米に、オリーブオイルと塩少々を加え、軽く混ぜて出来上がり。

＊これをぬか漬け（ぬか漬けも乳酸菌などが多い発酵食品）などといっしょに食べれば、立派なデトックスメニューになります。

menu 02

玄米がゆの
オリーブオイル添え

材料(4人分)

玄米ご飯(炊いたもの):2カップ、エキストラバージンオリーブオイル:適量、塩:適量

作り方

1. なべに玄米ご飯を入れ、水をかぶるくらい注いで、弱火で約20分間煮る。粘り気を出さないため、混ぜすぎないようにしながら静かにコトコト煮る。
2. 器に盛り、オリーブオイルを回しかけ、塩を振って混ぜながらいただく。

＊生の玄米で作る場合は、玄米1カップに対して水8カップを加えて火にかけます。大きめのなべに材料を入れて中火にかけて、沸とうしたら弱火にしてふたをしながら好みの固さで炊きあげます。

menu 03

おかゆのトッピングアレンジ

材料(4人分)

menu 02 のレシピで作った玄米がゆ、ハーブ類(大葉・小松菜・春菊の葉先・バジル・ルッコラ・イタリアンパセリなど):2カップ、エキストラバージンオリーブオイル:カップ1/4、塩・コショウ:適量 、松の実:適量

作り方

1. ハーブ類、オリーブオイル、塩・コショウをミキサーを入れ、なめらかなペースト状にする。
2. 松の実は、きつね色になるまでから煎《い》りする。
3. 器に玄米がゆを盛り、①のソースをかけ、②の松の実を散らして出来上がり。

＊おかゆのトッピングとしてだけではなく、パンにつけるペーストとしても活用できます。

menu 04

玄米サラダ

材料(4人分)

玄米(生):1カップ、トマト:(乱切り)2個、タマネギ(みじん切り):1/2個、ルッコラ(ざく切り):1パック、バルサミコ酢:大さじ1~2、エキストラバージンオリーブオイル:大さじ3、レモン果汁:大さじ1、塩・コショウ:適量

作り方

1. なべに玄米とたっぷりの水を加えて、25~30分ほどゆでる。ざるに上げて水を切り、そのまま冷やす。
2. 食べる直前にボウルに①と野菜を入れ、オリーブオイル、バルサミコ酢、レモン果汁、塩・コショウを順に振りかけ、調味する。

＊野菜は旬のもの、例えば、夏はゆでたトウモロコシやインゲン、春はソラマメやグリーンピースを加えると、さらにいいでしょう。

menu 05

玄米ミネストローネ

材料(4人分)
玄米ご飯(炊いたもの):1カップ、タマネギ(みじん切り):1/4個、ジャガイモ(角切り):1個、ニンジン(角切り):小1本、エキストラバージンオリーブオイル:大さじ1、水:3カップ、ブイヨン:2個、塩・コショウ:適量

作り方

1. なべにオリーブオイルを熱してタマネギを炒める。透きとおってからジャガイモとニンジンを加え、軽く炒めて玄米を加える。
2. 水とブイヨンを加えて、野菜が軟らかくなるまで弱火で煮る。塩・コショウを振って完成。

＊食感もよく、メインディッシュとしても満足できるスープです。セロリやトマトなど好みの野菜を入れてもおいしくなります。

menu 06

玄米おむすび

材料(4人分)
玄米ご飯(炊いたもの):4カップ、しょうゆ:大さじ2〜3、エキストラバージンオリーブオイル:大さじ1、バルサミコ酢:小さじ1

作り方

1. 玄米ご飯は8等分して、手にしょうゆをつけておむすびにする。
2. フライパンにオリーブオイルを熱しておむすびを並べて入れ、焼き目をつけながら両面をこんがりと焼き、最後にバルサミコ酢を全体に軽く回しかけて取り出す。

＊焼きおにぎりの玄米バージョンです。バルサミコ酢を加えることで、少し変わったメニューになります。

menu 07

玄米チャーハン

材料(4人分)
玄米ご飯(炊いたもの):4カップ、エキストラバージンオリーブオイル:大さじ2、白ゴマ:大さじ2、塩・コショウ:適量、バジルの葉(千切り):1枚分

作り方

1. フライパンにオリーブオイルを大さじ1加えて、玄米ご飯を炒める。
2. ご飯がパラパラしてきたら、残りのオリーブオイルとゴマ、塩、コショウを加え、全体を混ぜ合わせる。仕上げにバジルの葉を加える。

＊好みで卵、チャーシュー、長ネギなどを加えてもおいしくなります。

menu 08

ファイバー・ボール

材料(10個分)

カボチャ(冷凍でもよい):150g(約5〜6切れ)、おから:100g、水:200mℓ、塩:少々、寒天ジェル(粉寒天4gをお湯50mℓで溶いたもの)

作り方

1. カボチャは小なべに入れてゆでる。軟らかくなったらカボチャだけを取り出し、皮の部分だけはしで取り除く。
2. ①のなべにおから、水、寒天ジェル、塩を加え、木べらですべての具が均一になるようによく混ぜ、火を止める。
3. なべを火から下ろし、さらに、おからが水分を吸収し、寒天が固まってきて、全体に粘りが出てくるまで練る。
4. ③のあら熱が取れたら、ゴルフボールより小さいくらいのボールを手のひらで転がすように作って完成。

＊1個のファイバー・ボールで、約2gの食物繊維が取れます。スープやなべの具材にしてもよいでしょう。

menu 09

腸内リセットスープ

材料(2人分)

タマネギ:1個、ニンジン:1本、キャベツ:1／2個、ファイバー・ボール(menu 08参照):10個、エキストラバージンオリーブオイル:大さじ1、水:2カップ、コンソメスープの素:1〜2個

作り方

1. タマネギ、ニンジン、キャベツはすべてみじん切りにする。
2. オリーブオイルで①を炒める。
3. ②に水2カップを加え、コンソメスープの素を入れて煮込む。
4. munu 08で作っておいたファイバー・ボールを入れて、再度加熱する。
5. 器に盛って出来上がり。

＊一人で2回分の量として食べるようにすると、1回で最低でも10gの食物繊維が摂取できます。

排便力を高める運動とマッサージ

食事療法の効果を高め
下剤の減量にも役立つ

さて、排便力を高めるための基本は食事にありますが、そのほかの生活習慣も見逃せません。特に、適度な運動や腹部のマッサージは、便秘を改善するためにとても有効です。腹筋《ふっきん》を強化すれば、腸の働きが改善します。そうすれば、食事療法の効果も上がりやすくなりますし、使用している薬物の効果を高め、量をへらしていくことに役立ちます。下剤の必要のない軽い便秘の人から、重い下剤依存症の人まで、ぜひ、試していただきたい方法です。代表的なものを紹介していきましょう。

なお、以下に紹介するマッサージや運動は、日常生活で行ってもらうほか、前項で紹介した1週間の腸内リセットプログラム中に実行していただいてもまったく問題ありません。

【マッサージ１】

ガスが抜けやすくなる「腸のマッサージ」

大腸内視鏡《ないしきょう》の検査を行うとき、カメラが腸内を進みやすいように大腸に空気を送り込みます。すると、ガス腹と同じような状態になって腸が圧迫され、苦しくなることがあります。

検査中も空気は抜くのですが、終了後も空気が残る場合があります。そのため、検査後は腸内に入った空気を抜くために、右半身が下になるように体の位置を変えてもらいます。これによって、上行結腸にたまった空気が下行結腸に移行して、ガスが抜けやすくなります。

排便力が衰えると、ふだんからガスがたまった状態のガス腹を訴える人が多くいます。これを日常生活の中で解消できるようにしたのが「腸のマッサージ」です。

右半身を下にした姿勢で横になり、おなかの上から円を描くように時計回りにマッサージをします。リラックスできるよう深呼吸しながら、５～10分を目安に行いましょう。

ただし、無理におなかに力を入れたり、便を出そうとしていきんだりするのは禁物。マッサージする手には力を入れず、手のひらでこするように、やさしく行ってください。リラックスできる就寝前などに行うのがお勧めです。

ガスが抜けやすくなる「腸のマッサージ」

① リラックスした状態で、体の右半身を下にして横になる。右腕は頭の下に置くとよい。

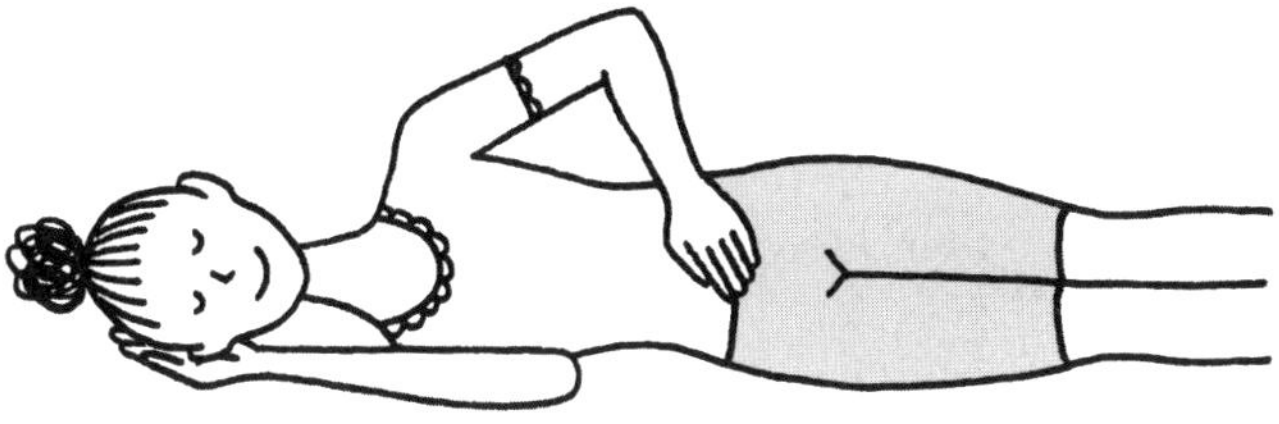

② 左手全体を胃の少し下に当て、おなかの上のほうから下に向かうよう、時計回りにマッサージをする。深呼吸しながら行うとさらに効果的。これを5～10分続ける。

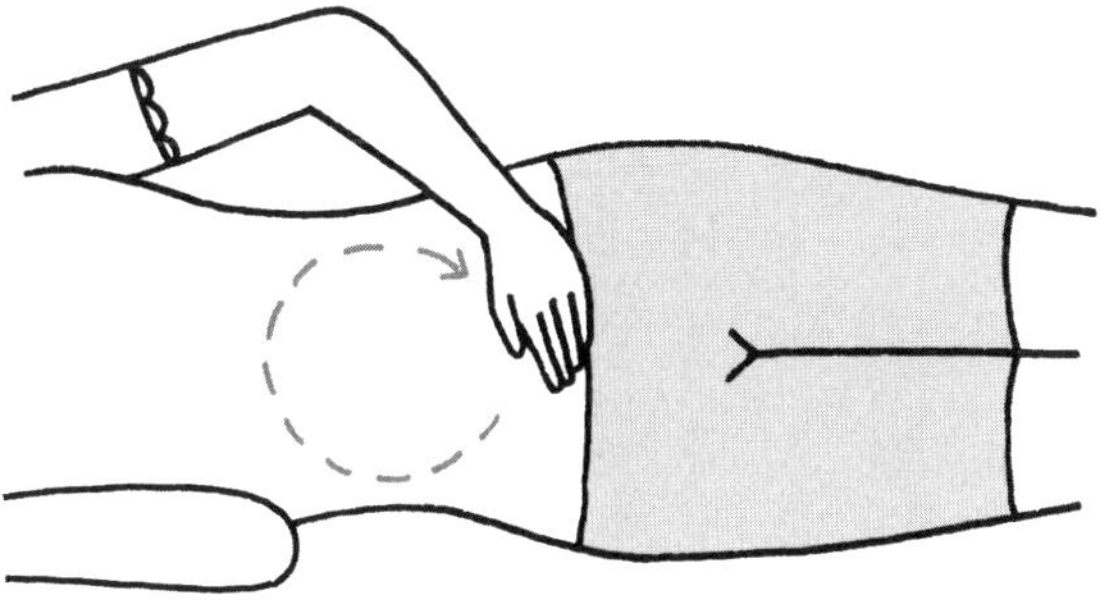

【マッサージ2】
体を温めて腸管の働きを促す「腸もみ入浴」

この「腸もみ入浴」は、前項で紹介した腸のマッサージを応用し、半身浴中《はんしんよく》に行うことによって効果を高めたものです。

最近はシャワーだけで入浴を済ませてしまう人も多いようですが、湯ぶねにつかって入浴すると、体が芯《しん》から温まります。体温が上昇すると、腸管の運動も活発になります。ですから、排便力を高めるために「体を冷やさない」「温める」ことは重要な要素になります。

腸もみ入浴は、38℃程度のぬるめのお湯で、30分ほどの時間をかけてじっくりと行います。

これは、熱いお湯に入ると、腸をはじめとした体の器官が緊張モードに入ってしまうからです。ぬるめのお湯にみずおちから下だけつかる半身浴をしながら、その間に腸もみを行いましょう。詳しい方法は、次ページのイラストを参照してください。週に1〜2回ほど行うと効果的です。ふだんから半身浴をしている人は、さらに頻繁に行ってもかまいません。

なお、浴槽《よくそう》にペパーミント（ハッカ）が配合された入浴剤を加えると、ガスの排出に効果的です。

体を温めて腸の働きを促す「腸もみ入浴」

湯ぶねにぬるめのお湯（38℃前後）をはり、みずおちから下だけつかる半身浴をしながら、その間に腸もみを行う。

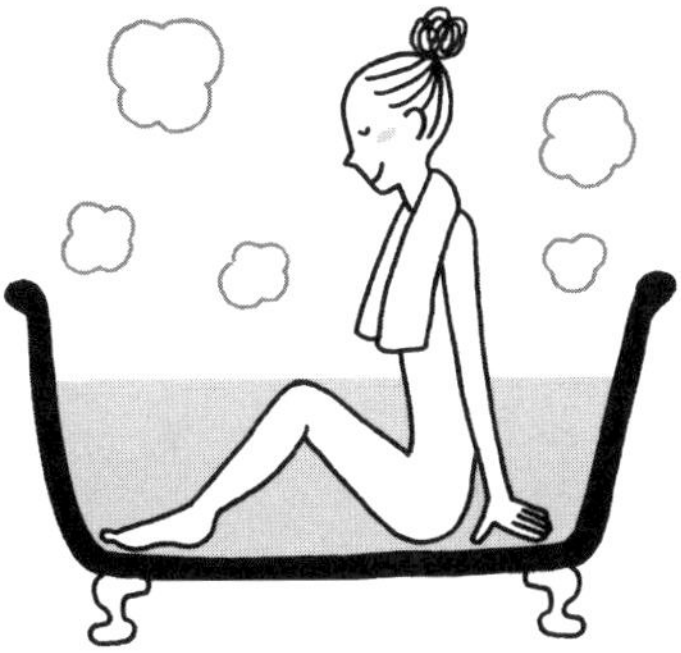

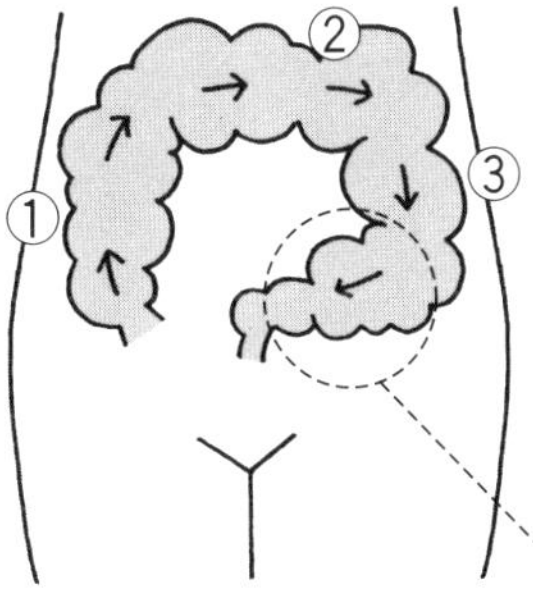

① 下腹部の右下から、骨盤《こつばん》に沿って上に上がる。
② へそのやや右上から、浅いU字型を描くようにへそ下を通って左わき腹に移動する。
③ 左わき腹から、骨盤の内側に沿って下がる。恥骨《ちこつ》の上あたりまでいったら1周。
＊ 1カ所を2〜3回もみながら移動し、2〜3周行う。週に1〜2回行うと効果的。

便秘の人は
特にここをもむと効果的

【運動療法1】

複合的に腸の働きを活発にする「ウォーキング」

有酸素運動の代表であるウォーキングは、腸の働きを活発にします。ぜひ、日々の生活に取り入れてください。ウォーキングが腸によい理由は、大きく3つに分けられます。

①　運動の刺激で新陳代謝が活発になり腸の動きがよくなる

運動を行うと、血液の循環がよくなったり、汗をかいたりして新陳代謝《しんちんたいしゃ》がよくなります。新陳代謝は「体の新旧の入れ替わり」全般を指しますが、これは腸の働きがよくなり、排便力が高まることにつながります。

②　排便に必要な筋力が無理なく鍛えられる

加齢や運動不足で便秘になった、便秘がひどくなった人は多いはずです。これは、大腸の働きとともに、排便に必要な腹筋や背筋《はいきん》などの筋力が衰えるからです。ウォーキングは、これらの筋力の老化防止や増強に非常に有効です。

③ 副交感神経が優位になる

43ページで、自律神経《じりつしんけい》の働きについてご説明しました。腸の働きは、体をリラックスの方向へ導く副交感神経《ふくこうかんしんけい》が優位のときに活発になります。運動したら、交感神経《こうかんしんけい》が優位になるんじゃないの？　と不思議に思われる人がいるかもしれませんが、適度な有酸素運動は自律神経をうまく刺激し、バランスを取ってくれます。

最終的には、1日30分前後歩けるようになれば理想的です。ただし、ダラダラと歩いていたら効果は半減です。軽く汗をかく程度のスピードで行ってください。

さらに、背すじをピンと伸ばし、胸を張り、おなかに軽く力を入れる正しい姿勢でウォーキングをすれば、腸を支える筋肉を鍛えることができ、より効果的です。

とはいえ、運動不足の人が多い中、いきなり毎日30分歩けといっても難しいでしょう。最初は、できる範囲でかまいません。

バスを一つ手前のバス停で降りてみる、家まで少しだけ遠回りをして歩いて帰るなど、最初はほんの少しでいいのです。できるだけ毎日続けることが重要です。続けているうちに、さまざまな体調が好転してくるはずです。そうすれば、おのずと歩くことが楽しくなってくるでしょう。

腸の働きを活発にする「ウォーキング」

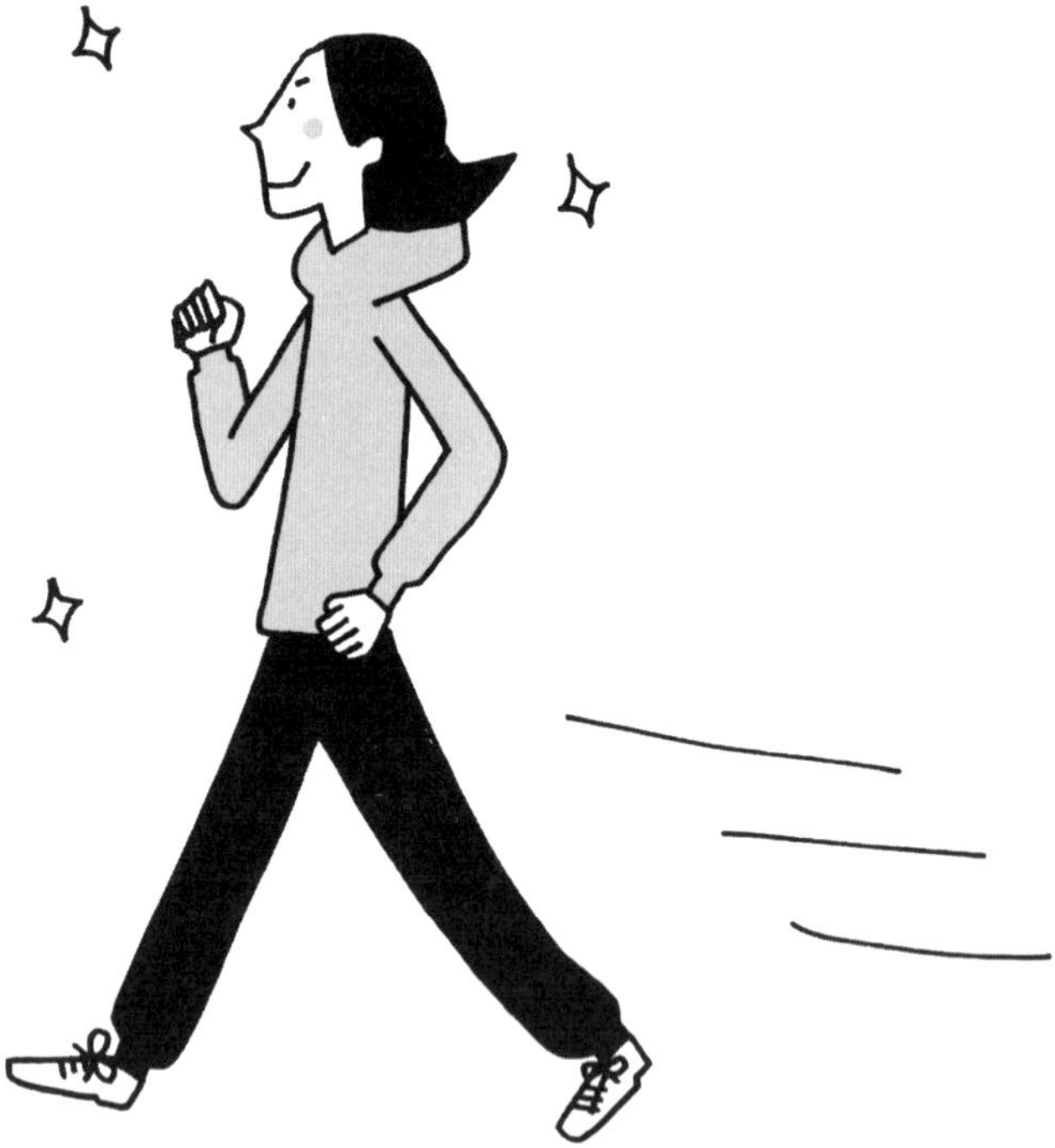

軽く汗をかく程度のスピードで、１日30分前後歩けるようになれば理想的。
無理のない範囲から始めてみよう。

【運動療法2】

排便がスムーズになる「へそ見エクササイズ」

排便をするときには、おなか、特に下腹に力を入れて力みます。こうしていきむことで、腹圧《ふくあつ》がかかって腸が刺激され、排便を促進するのです。この際に、腹筋、特におなかの中央を縦に走る腹直筋《ふくちょくきん》の力を使います。腹直筋をはじめとした腹筋は加齢によって衰えやすいので、日ごろから鍛えておくことが重要です。腹筋を鍛えると、排便がスムーズになるだけでなく、腸のぜん動運動も起こりやすくなり、腹部の血行もよくなります。

腹直筋は、体の深部にある深層筋《しんそうきん》（インナーマッスル）に当たります。この深層筋には脂肪を燃焼させるための赤い筋繊維が集中していますから、深層筋が鍛えられると、脂肪が燃えやすい体になるというメリットもあります。一般に深層筋は、正しい姿勢を保ちながら、ゆっくりスムーズな動作をすることで鍛えられるといわれます。ここで紹介するエクササイズも、ゆっくりと行うことで効果が大きくなります。

ただ、腰に負担がかかる場合があるので、腰痛などがある人は注意しながら行ってください。おへそを中心に、下腹をふくらませたりへこませたりするだけでもかまいません。

排便がスムーズになる「へそ見エクササイズ」

① たたみや布団の上に、頭の後ろで手を組んであおむけになる（フローリングなどの固い床の上は、腰にかかる負担が大きくなるので避ける）。

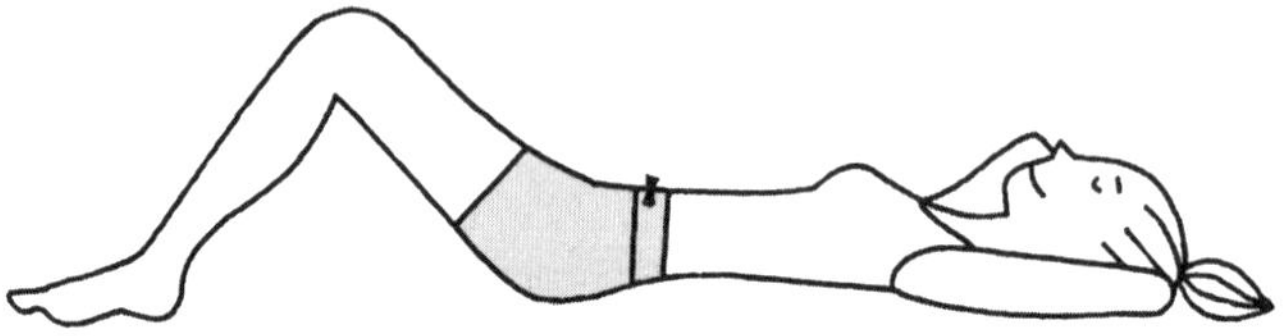

② おへそが見えるまでゆっくりと頭を起こし、8秒数える。次に、またゆっくりとあお向けに戻る。これを10回を目標にくり返す。

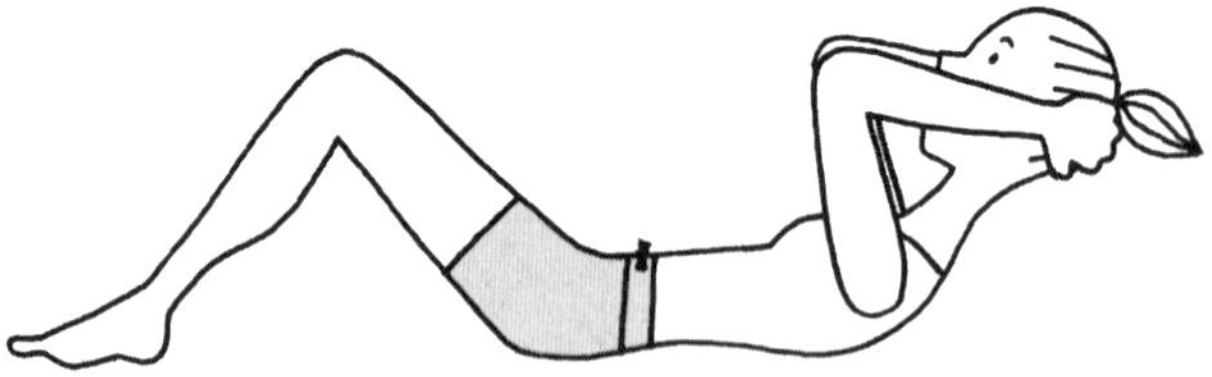

第 4 章

「下剤依存症」からの脱出と「下剤減量プログラム」

下剤の悪循環を断ち切る

排便力が「まったくない」状態

この章では、より重症の便秘の人の対策についてご説明していきます。

下剤を1年以上、毎日のように服用していると、次第に便意が弱くなり、最終的には便意がまったくなくなってしまいます。

こうなるとたいへんです。排便力が「弱い」というよりも、もう「まったくない」状態です。便が下腹部近くにたまってきても、便意が起こらないため排便できず、下腹部の張りがどんどん強くなる一方です。このため、より強い、またはより多くの下剤を服用しないとまったく排便ができなくなります。そして、ここまでくると、下剤をやめることができません。急に中止するとまったく排便ができなくなってしまうし、排便できないことへの不安感から、うつ状態に陥《おちい》ってしまうケースもあるのです。

では、どのようにすれば、この悪循環を断ち切り、下剤依存症から離脱することができるのでしょうか。実はこのことについては、医学書にも医学の教科書にも、まったく触れられていないのです。当然ながら、便秘について書かれている一般書などにも紹介されていません。ですから、当初、私もどのように治療をすればよいか、手探りの状態でした。

結果的に、ひとりひとりとじっくり向き合って治療をするうち、気づけば1万人前後の患者さんを治療していました。こうした中で見えてきた治療のポイント、「なくなってしまった排便力をいかに取り戻すか」を、以下に紹介していきたいと思います。

原因をしっかりと把握する

下剤依存症にも、期間は比較的長めでも苦しいときだけ使う人、毎日大量に飲んでいる人など、さまざまな程度があります。軽度の場合は、前章のプログラムや、本章でご紹介する自宅でできるタイプの下剤減量プログラムで改善する場合もありますが、基本的には私の治療を通して見えてきたことがすべての基本になりますので、実際に行っている治療や問診と絡《から》めてご紹介していきます。

まず、下剤依存症の要素を的確に把握《はあく》して治療内容を決定するため、問診で次のような点を詳しく聞きます。

①それまで服用していた下剤の種類
②下剤の服用量
③食生活（1日に何回食事をするか、食事の内容など）
④偏食の有無
⑤下剤の服用期間
⑥腹部の手術の有無
⑦便意の有無
⑧他の疾患や、開腹手術の経験の有無
⑨性差（女性の場合は、PMSなどの有無）

第2章でご紹介しましたが、特に①や②、⑤の下剤の種類や服用量、服用期間などを聞くことで、下剤依存症の重症度がわかりますし、大腸メラノーシスが発生している可能性も予測できます（詳しくは大腸内視鏡《ないしきょう》で調べていきます）。

⑧については、例えば、抗うつ剤など薬剤が原因で便秘が悪化するケースはけっこうあります。また、開腹手術の経験のある人では、術後に腸管が癒着《ゆちゃく》して便秘を引き起こしている場合があります。あるいは、肛門《こうもん》の病気がある場合には、肛門機能の働きの悪化が便秘の原因になっていることがあるかもしれません。こういったことを問診で探ります。

3つの薬剤の組み合わせで便意を復活させる

便意を復活させるための薬剤

排便力がまったくない下剤依存症の人に、今まで使っていた下剤を急にやめろというのは難しい話です。そのため、薬をうまく組み合わせることで、腸の働きをよみがえらせ、便意を復活させていきます。私がよく使うのは次の3つの薬剤です。

・酸化マグネシウム
・新レシカルボン坐剤《ざざい》®
・防風通聖散《ぼうふうつうしょうさん》

なぜこの3つの薬剤がよいのかを、簡単に説明しましょう。

1 酸化マグネシウム

酸化マグネシウムは塩類下剤《えんるいげざい》の一種で、腸内で水分を吸収して腸の内容物の容積をふやすことにより、排便を促す薬です。

酸化マグネシウムの主成分であるマグネシウムはミネラルの一種であり、にがりや岩塩、ミネラルウォーターなどの食材にも含有されているものです（詳しくは90ページ参照）。

口から摂取されたマグネシウムの約25～60％は体の中に吸収されます。この吸収は、小腸、大腸のいずれかで行われますが、主要部位は小腸の中の空腸《くうちょう》と回腸《かいちょう》で、下部小腸や結腸《けっちょう》での吸収量は少ないのです。吸収されなかったマグネシウムは、水分を引っ張って腸の内容物（便のもと）を軟らかくします。

このマグネシウムを薬剤の形にしたのが、酸化マグネシウムです。

酸化マグネシウムの役割は、結腸内での内容物中に水分を貯留《ちょりゅう》させることにあります。その結果、比較的多量に摂取すると、便として軟便になったり、バラバラになったりして排出されることになります。

S状結腸あたりにひとかたまりになった便が多く貯留するとさらに硬くなり、腸管にふたをすることになり、ガスが抜けづらく、おなかが張ってしまいます。酸化マグネシウムは軟便にすることで、おなかにたまったガスを排出させやすくするのです。

酸化マグネシウムが日本に入ってきたのは、明治2年と古く、それ以降、日本で長く使用され、安全性が確立されている薬剤といって間違いありません（ただし、腎機能障害がある患者さんは、体内に蓄積しやすくなるので注意が必要です）。

酸化マグネシウムには医師が処方する薬もありますが、同成分を配合した一般薬として、スイマグ®やミルマグ®といった商品名で市販もされています。

2 新レシカルボン坐剤®

ドイツで1935年に作られた薬で、坐薬型の便秘治療薬です。

含有成分は炭酸水素《たんさんすいそ》ナトリウムと無水《むすい》リン酸《さん》水素ナトリウムというもので、直腸に坐薬を入れるとカプセルが溶けて炭酸ガスが発生し、このガスで排便を促す薬です。便意を促して直腸反射を改善するためには、もってこいの薬剤です。

1932年のウィーン・ライナー病院のカール・グラスナー博士の論文には、慢性便秘と直腸反射のかかわりについて、次のように書かれています。

「習慣性便秘は今日では、その大部分が大腸運動の障害に基づくと考えられる。この大腸運動の障害はその部位が大腸の運動の緩慢もしくは彎曲部《わんきょくぶ》の屈曲で、直腸停滞または肛門停滞が問題である。その原因は排便の抑制によるもので、排便刺激に対する応答の欠如《けつじょ》による」。

グラスナー博士の指摘からは、70年以上も前から便秘において直腸反射が重要であることがわかっていたことになります。

また、グラスナー博士は、「便意は、便が直腸内に入ってくる際に起こる」と、排便の際の便意の重要性について言及し、さらに、炭酸ガスを発生する坐薬を使用して、炭酸ガスの働きで直腸粘膜《ねんまく》に対して直腸反射を促し、そして排便を促すことを確認しています。グラスナー博士は便意がないと直腸の手前で便がたまり、おなかのガスが出にくくなることも確認していました。そこで、炭酸ガスを発生させて、直腸反射を促す坐薬が直腸反射の消失した便秘症の患者さんに有効であることを提示したのです。

残念ながらこの当時、消失した便意を坐薬によっていかに改善させるかまでの記載はありませんでしたが、この坐薬が現在の新レシカルボン坐剤®の原型となっています。

3 防風通聖散

防風通聖散は、69ページでも紹介した漢方薬です。

防風通聖散には滑石《かっせき》（含水珪酸《がんすいけいさん》アルミニウムという物質から構成される天然の鉱物）をはじめ、黄芩《おうごん》（シソ科コガネバナの根）、甘草《かんぞう》（マメ科カンゾウの根）、桔梗《ききょう》（キキョウの根）、石膏《せっこう》（天然の含水硫酸《がんすいりゅうさん》カルシウム）、白朮《びゃくじゅつ》（キク科オケラまたはオオバナオケラの根）など、18もの生薬が含有されています。

そして、18の生薬の中にはアントラキノン系下剤の話で問題になる大黄《だいおう》も入っているので

防風通聖散の組成

組成（含まれる生薬）	消化管に対する主な作用
黄《おう》芩《ごん》	・腸管の血流増加作用 ・緩下《かんげ》作用（おなかが緩くなる作用）
甘《かん》草《ぞう》	・平滑筋の緊張弛緩作用
桔《き》梗《きょう》	
石《せっ》膏《こう》	
白《びゃく》朮《じゅつ》	
大《だい》黄《おう》	・瀉下《しゃげ》作用（腸管の内容物を下し去る作用）
荊《けい》芥《がい》	
山《さん》梔《し》子《し》	・瀉下作用
芍《しゃく》薬《やく》	
川《せん》芎《きゅう》	・鎮痛作用 ・腸管の血流増加作用
当《とう》帰《き》	・筋弛緩作用
薄《はっ》荷《か》	・鎮痙《ちんけい》作用（けいれんをおさえる作用） ・運動抑制作用
防《ぼう》風《ふう》	
麻《ま》黄《おう》	
連《れん》翹《ぎょう》	
生《しょう》姜《きょう》	・腸管の運動亢進《こうしん》作用
滑《かっ》石《せき》	
芒《ぼう》硝《しょう》	・緩下作用

すが、ポイントはこの大黄の含有量が非常に少ない、という点です。

下剤の中で比較してみると、１回服用量あたりの大黄量が最も少ないのです。それでいて、下剤としてもきちんと効きます。

これは防風通聖散に含まれる芒硝《ぼうしょう》（天然の含水硫酸ナトリウム）や黄芩《おうごん》、山梔子《さんしし》（バラ科サンザシまたは近縁植物の果実）、生姜《しょうきょう》（ショウガの根茎）など、消化管に薬理作用を発揮する生薬が８種類も含まれているという点が大きいと思います。

例えば芒硝は塩類下剤の一種であり、薬理成分として小腸刺激性下剤にも含まれています。さらに、黄芩はおう吐や下痢にも効果があり、生姜は腸管内の輸送を促進する働きがあるといった具合です。

以前、慢性便秘症の患者さんに対し、防風通聖散を２週間処方して（顆粒《かりゅう》のエキス剤のものを１日あたり７・５ｇ服用）、効果を検討したことがあります。このうち、大腸メラノーシスの見つかった慢性便秘症97人に処方した群では、有効率が70％と、効果が認められました。

以上の３つの薬剤が、慢性便秘の薬剤治療の基本になります。

重度の便秘治療の基本となる3種の薬剤
(松生クリニックの場合)

酸化マグネシウム	酸化マグネシウムは塩類下剤の一種で、腸内で水分を吸収して腸の内容物の容積をふやすことにより、排便を促す。酸化マグネシウムの主成分は、ミネラルの一種であるマグネシウム(にがりや岩塩、ミネラルウォーターなどの食材にも含まれる)。酸化マグネシウムは、このマグネシウムを薬剤の形にしたもの。処方薬のほかに、同成分を配合した一般薬として、スイマグ®やミルマグ®といった商品名で市販もされている。
新レシカルボン坐剤®	坐薬型の便秘治療薬で、含有成分は炭酸水素ナトリウムと無水リン酸二水素ナトリウム。直腸に坐薬を入れるとカプセルが溶けて炭酸ガスが発生し、このガスで便意を起こさせて排便を促す。処方薬のほかに、同成分を配合した一般薬として、新レシカルボン坐剤®、コーラック坐剤®といった商品名で市販もされている。
防風通聖散	便秘治療に使われることの多い漢方薬。滑石(かっせき)、黄芩(おうごん)、甘草(かんぞう)、桔梗(ききょう)、石膏(せっこう)、白朮(びゃくじゅつ)をはじめとした18の生薬が含有されている。18の生薬の中にはアントラキノン系下剤の話で問題になる大黄(だいおう)も含まれるが、大黄の含有量が非常に少ない。しかし、黄芩や芒硝(ぼうしょう)、山梔子(さんしし)、生姜(しょうきょう)など、消化管に薬理作用を発揮する生薬が多く含まれている点から、大黄の含有量が少ないながらも、下剤としての効果が大きい。

排便力を取り戻すためのカギは３つ

さて、程度の差こそあれ、下剤依存症の人では、次の３つの問題を抱えているケースがほとんどです。いかにこれらの問題を解消できるかが、排便力を取り戻すことができるかどうかの成功のカギを握っています。

１　大腸（特に結腸）の働きが悪い

下剤依存症の人は、もともと便秘がちで腸の働きが悪化しているケースが多く見られます。この状況でさらにセンナ、大黄《だいおう》、アロエ等が主成分のアントラキノン系下剤を連用していると、大腸メラノーシス（64ページ参照）を引き起こすため、さらに腸管が弛緩した状態になってしまいます。

２　食物繊維の摂取量が足りない

下剤依存症の人の大半は若い女性で、ダイエットがきっかけで便秘になってしまっているケースが非常に多いのです。食生活を聞くと、朝食抜きで１日２回食以下の人が多く、これでは、便のもとになる食物繊維の摂取量が足りないことは明らかです。

3 便意がない

下剤を長期に連用したり、排便を我慢したりしているうちに、便意がなくなってしまう。逆にいえば、これらの3つの問題が改善されれば、自然な排便が可能になり、下剤依存症からも離脱することができるでしょう。

これら3つの問題は、軽度の便秘の人でも同様です。しかし、下剤依存症になる人は、より重症化しているということです。そこで、問題の解消のためには3度の食事をきちんと取ってもらうことはもちろん、腸の働きを活発にするために、薬物治療をはじめとしたさまざまな対策を行ってもらいます。最終的には胃・結腸反射を戻し、自然の便意が発生するようにしていきます。

期間の差はありますが、治療開始から6〜12カ月以内に目標が達成できるよう、治療計画を立てていきます。もちろん、もっと短期間で下剤から離脱できる人もいます。一方で、下剤服用量が多かったり、下剤服用期間が長かったりすれば、それだけ治療期間も一般的には長くなります。

今度こそ下剤とさよならするために

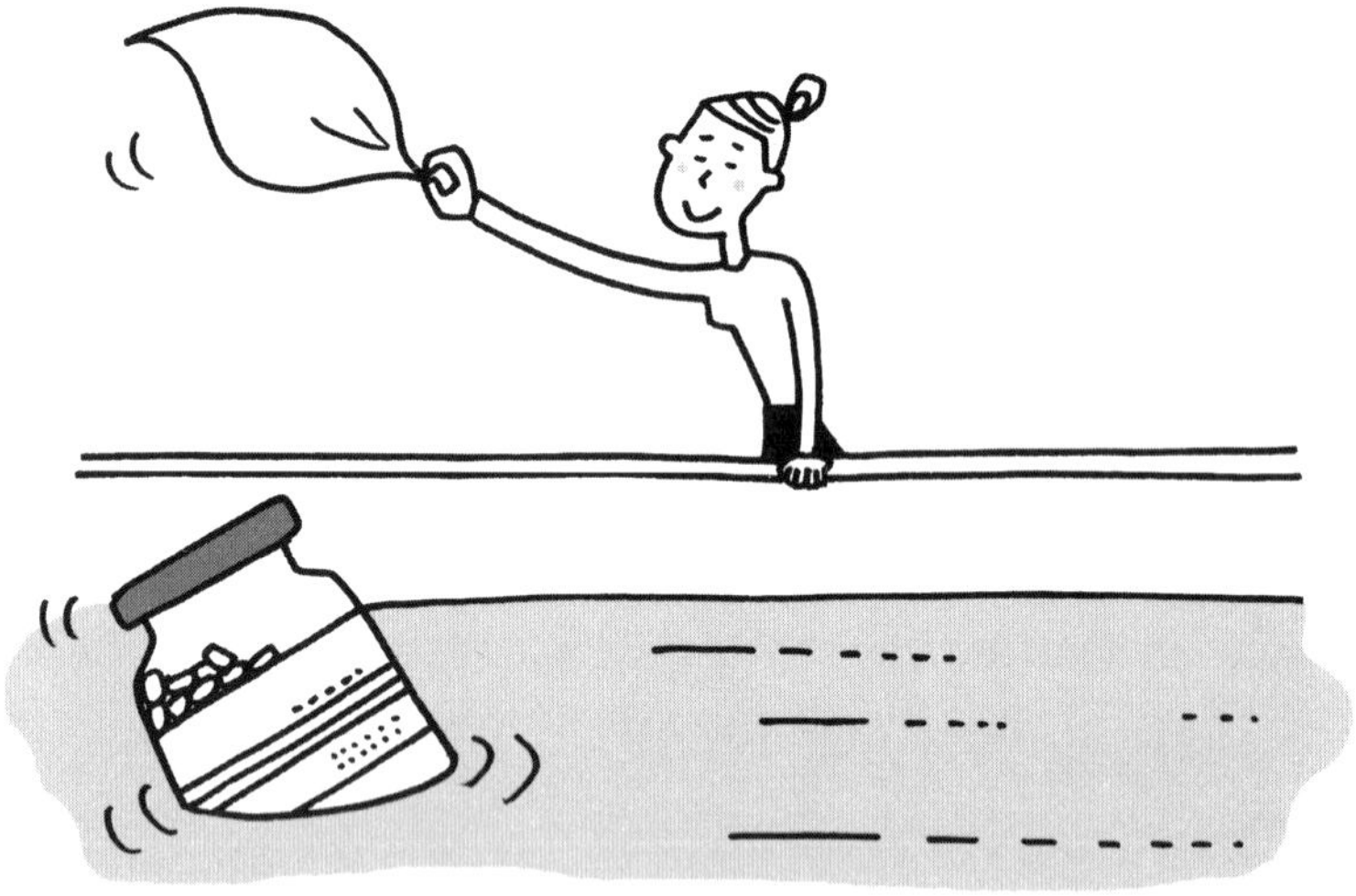

下剤依存症からの脱出は、時間と根気が必要。
自分でも「下剤に頼らず排便力を高めたい」という意志をしっかり持とう。

にもかかわらず、一般の病院では、便秘で下剤に頼りきっている人に対して、なんの危機感も持たず、おなかの苦しさや排便の困難を解消するために、ただ漫然《まんぜん》と下剤の量をふやしたり、下剤の種類をどんどんふやしたりということをしているのが現状です。

これは、ただ単に「たまっている便が出ればよい」という考えに基づいているからです。が、何度もお話ししているように、腸管を働かせ、便意を戻す治療を加えなければ、根本的治療にはなりません。つまり、こうしたケースでは「足し算」ばかりでは無理で、ある意味で「引き算」を加えなければならないのです。

軽症の下剤依存症であれば、各種の薬剤（市販品）を薬局で購入し、同時に食事療法を行うことでよくなるケースもけっこうあります。ただし、軽症であっても、まず、大腸に何か病気が隠れていないかを調べてもらうことが大切なので、一度は「便秘外来」（補章参照）を受診してください。

ここからは「下剤依存症」の人を対象に、重症度別にどのような解決策があるかを詳しく説明していきます。

ご一読いただく前に、55ページの下剤依存症チェックリストで重症度を把握してください。なお、このチェックリストに当てはまらない人は、まだ下剤依存症に陥っていないので、まずは3章で紹介した食事療法と運動療法を実行することをお勧めします。

下剤依存症から脱出するための下剤減量プログラム【軽症編】

軽症の治療は自宅での治療も可能

下剤の服用量が少しだけ規定量を超している軽度の下剤依存症の患者さんの場合、自宅でのプログラムでも対応が可能です。ただし、自宅でのプログラムを実行する前に、まずは次に挙げる準備段階を踏んでからにしてください。

下剤依存症に陥《おちい》るほどの重症の便秘は、長い間の生活習慣やストレスといった環境の積み重ねによって起こるものです。ですから、すぐに改善できるものではないでしょう。そのことを踏まえて、さらに自分でも「下剤に頼らず排便力を高めたい」という意志を持ってください。

また、56ページのチェック表で中等症以上という判定が出た人は、病院での治療が必要です。医師の指導のもとで下剤の減量～離脱を行うようにしてください。自宅で行うのは第3章で紹介した腸内リセットプログラムや、腸内クリーン維持のための食事や運動のみにとどめ、自己判断で下剤の減量を行うことは避けてください。中程度以上のかたが自己判断で行うと、まったく排便ができなくなってしまうことがあります。

下剤減量プログラムを始める前の準備

まず、以下の①～④をチェックします。

① 下剤の中身をチェックする

61ページの下剤の種類表を参考に、自分がいつも使っている下剤はどのタイプに当たるのかをチェックします。特にここで確認が必要なのは、服用している下剤の成分にセンナ、アロエ、大黄が含まれているかどうかです。

② 1週間の下剤の服用量を書き出してみる

週に何回服用したか、また、服用した量が1日あたりの服用量を超えているかどうかを確認してください。「困ったら薬」と思って漫然と下剤を使っている人は、これを書き出すことで、今までの下剤依存の状態を見直すきっかけとなります。

③　１週間の食事メニューを書き出してみる

毎日、何をどれくらい食べたかを、１週間分書き出してみましょう。１４２～１４３ページに、書き込みのための表を用意しました。量はそれほど厳密でなくてもかまいません。

ポイントになるのは、メニューだけではなく、食材も書き出すことです。例えば豚汁であれば、みそやだしのことまで書き込む必要はありませんが、具は書き込むようにします。

そのうえでメニューの中で、野菜や果物などの食物繊維が多く含まれているものを◯で囲むなどしてチェックしてみてください。◯の数が少ない場合は、その後のプログラムや治療において、特に食事が重要な位置づけとなります。

④　下剤を服用しないと排便ができないかどうかを確認する

①～③を実行したあとに、服用している下剤を一度ストップし、下剤がないとほんとうに排便ができないかどうか、便意が起こらないかどうかを確認します。なお、チェックしやすいのは腸のぜん動運動が活発になり、便意が起きやすい「朝食後」です。ただし、一時的にせよ下剤を中止するのが不安な人は、無理をして中止しなくてもけっこうです。

自宅での「下剤減量プログラム」を行う前の準備

① 下剤の中身をチェックする

61ページの下剤の種類表を参考に、自分がいつも使っている下剤はどのタイプに当たるのかをチェックします。特にセンナ、アロエ、大黄が含まれているかはきちんと確認しましょう。

② 1週間の下剤の服用量を書き出してみる

週に何回服用したか、また、服用した量が1日あたりの服用量を超えているかどうかを確認してください。

③ 1週間の食事メニューを書き出してみる

毎日、何をどれくらい食べたかを、1週間分書き出してみましょう。偏食がないか、食物繊維をしっかり取っているかを確認します。

④ 下剤を服用しないと排便ができないかどうかを確認する

①〜③を実行したあとに、服用している下剤を一度ストップし、下剤がないとほんとうに排便ができないかどうか、便意が起こらないかどうかを確認します。ただし、一時的にせよ下剤を中止するのが不安な人は、無理をして中止しなくてもかまいません。

メニューだけではなく、食材も書き出すこと。その中で、野菜や果物などの食物繊維が多く含まれているものを○で囲むなどしてチェックしてみてください。

4日目	5日目	6日目	7日目

1週間の食事チェックリスト （このページを拡大コピーしてご使用ください）

食事は、便秘の悪化にも改善にも大きな影響を与えます。あなたの1週間の食事を書き出してみましょう。下剤依存症から脱出するためのヒントが隠れているかもしれません。

	書き込み例	1日目	2日目	3日目
朝食	・ヨーグルト ・サラダ（ブロッコリー、トマト、レタス） ・食パン 1枚 ・コーンスープ			
昼食	・ホウレンソウのクリームパスタ（ベーコン、ホウレンソウ） ・温野菜サラダ（アスパラ、カリフラワー、ニンジン）			
夕食	・ご飯 ・肉じゃが（ジャガイモ、豚肉、ニンジン、タマネギ、シラタキ） ・ワカメと油揚げのみそ汁 ・冷ややっこ			
間食・夜食	・どら焼き 1個 ・ポッキー 1/2箱			

欠食ダイエットは行わない！

では、実際のプログラムに入っていきます。その前に、２つの注意点があります。

まず、朝食抜きダイエットや炭水化物抜きダイエットといった、食事をへらしたり抜いたりする欠食型のダイエットを行っている人は、いったんダイエットを中止してください。欠食型といっても、間食や甘い物を控えるなどのダイエットなら問題ありません。また、運動を取り入れたダイエットはむしろお勧めです。

これは、先述したように、食物繊維の不足を防ぐためです。食事量をへらすタイプのダイエットをどうしても続けたい場合は、98ページのF・I値などを参照に、食物繊維を不足させないダイエットを行ってください。

また、準備段階で一度ふだん使っている下剤をやめてもらいましたが、減量プログラムを開始する際は、やめる必要はありません。最初からすべてを飲まない方向で指導をすると、ストレスが強くかかってしまいますし、排便もうまくいきません。また、ふだん飲んでいる下剤をへらすためのものですから、最初は通常どおり使ってかまいません。徐々に減量させていくことを目標にします。

欠食型ダイエットは便秘改善の大敵！

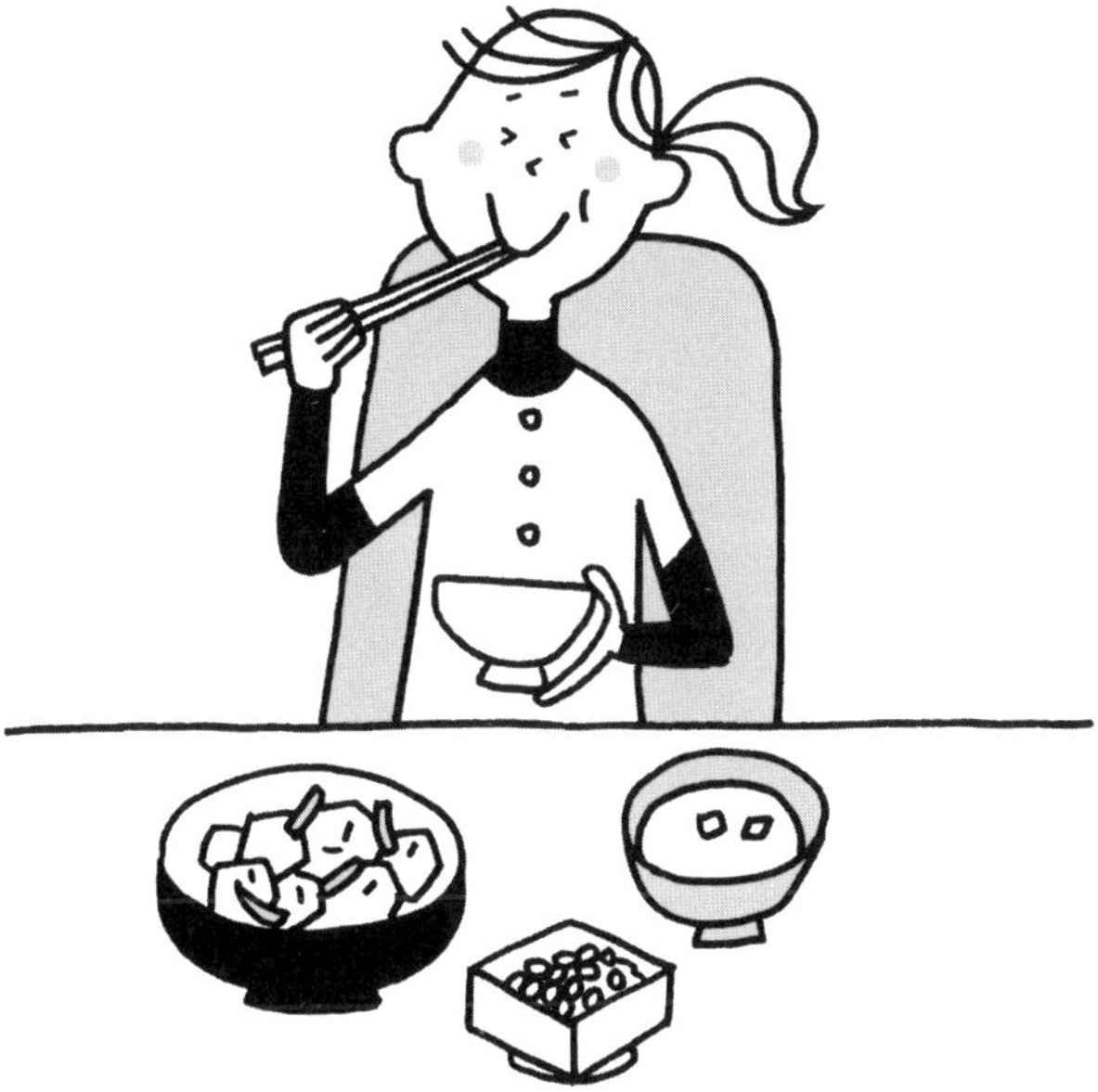

便秘治療中のダイエットは、食事は３食きちんと取り、
運動をメインにしたものがお勧め。

自宅での下剤減量プログラムの方法

①　食事療法：腸内リセット＋腸内クリーン維持法

前述（82ページ）の要領で1週間の「腸内リセットプログラム」を行い、終了後は腸内リセットで摂取していた食材を日々の食事に取り入れる「腸内クリーン維持法」を継続します。

下剤依存症の人では、朝食抜きの生活を送ってきている人が多いので、特にこの点を改善し、朝はきちんと食べるようにします。朝食を食べないと、1日に摂取する食物繊維の摂取量が必要量の3分の1取れなくなってしまいます。

また、朝食ではできるだけオリーブオイルを摂取するようにしましょう。オリーブオイルは自然の腸管刺激作用があり、小腸を動かして排便を促します。パンにオリーブオイルをつけて食べることをお勧めします。

さらに、入浴後に食物繊維入りドリンクを取ります。87ページで紹介した手作りのファスティングジュースでもいいですし、市販品でもかまいません。私は時間のない患者さんには、水溶性食物繊維の一種であるポリデキストロースを含む「ファイブミニ®（大塚製薬）」をお勧めしています。食物繊維ドリンクだけでなく、水分はたっぷり取るようにしてください。

朝食は食物繊維を取る重要な機会

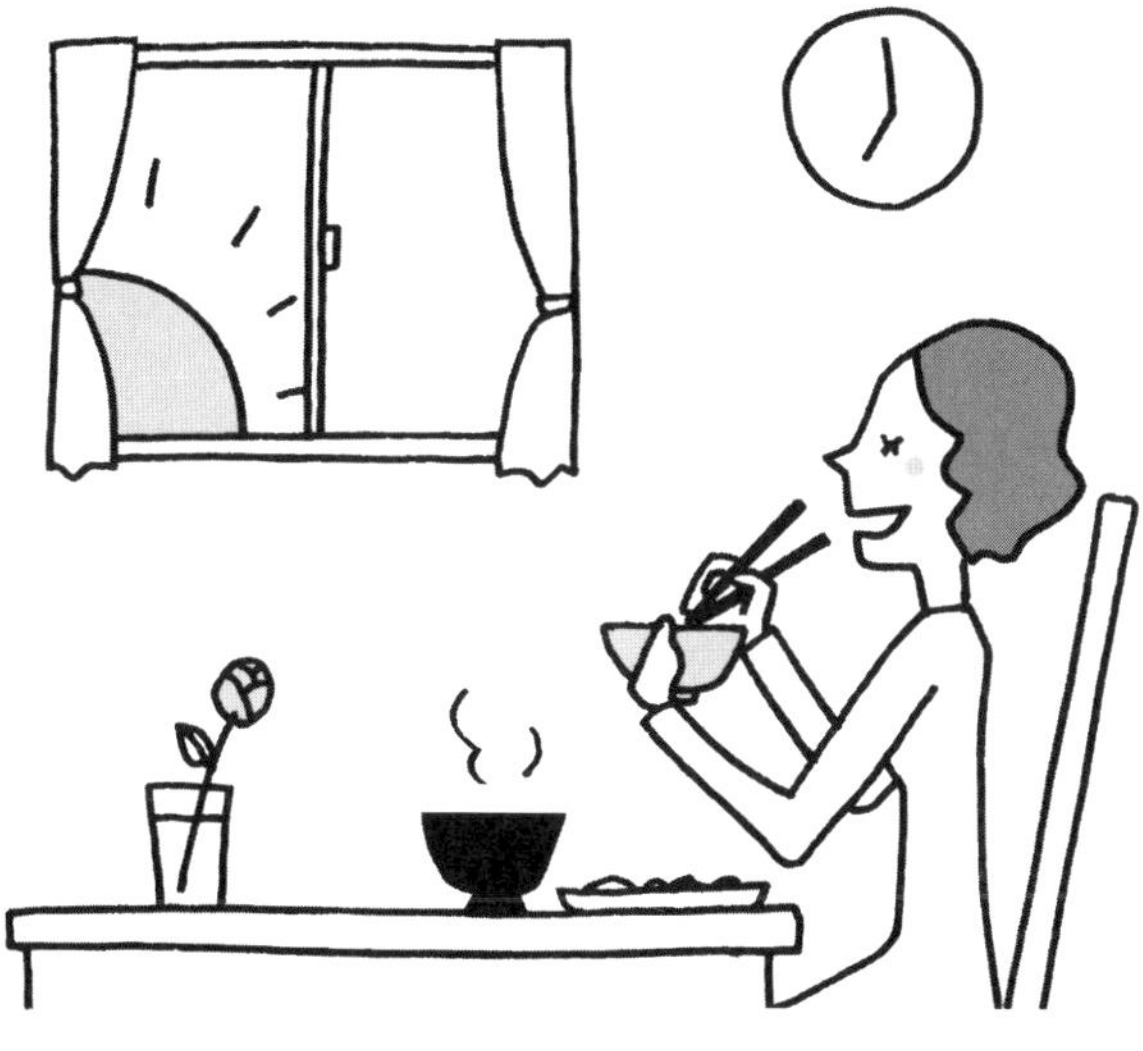

下剤依存症の人は朝食を抜いていることが非常に多い。朝食を食べないと、
1日に必要な食物繊維量の3分の1が取れなくなってしまうため注意!

148

② シャワートイレによる肛門刺激

家や会社のトイレがウォシュレットタイプのかた限定になってしまいますが、シャワートイレによる肛門《こうもん》刺激を行います。

これは、便意を促すために有効な方法です。ウォシュレットの水で肛門周囲を刺激します。1回につき、30〜60秒の刺激が目安です。1日に1〜3回くらいにとどめましょう。やりすぎると肛門周囲が皮膚炎を起こすことがあります。水圧はメーカーなどで異なるため、各自で調整してもらう形になりますが、痛みを感じるほどの強い圧力をかけるのはやめましょう。炎症の原因となります。

③ 運動&マッサージ

113ページで紹介した腸マッサージや腸もみ入浴、ウォーキングなどを積極的に取り入れます。前項でもご説明しましたが、運動やマッサージは腸の働きを総合的に高め、便やガスを出しやすくします。

④ 酸化マグネシウムで便を軟らかくし、ガスを排出する

①〜③の方法をきちんと実行できれば、自ずと排便力が高まり、比較的スムーズに便が出

便意を促すための「シャワートイレ」

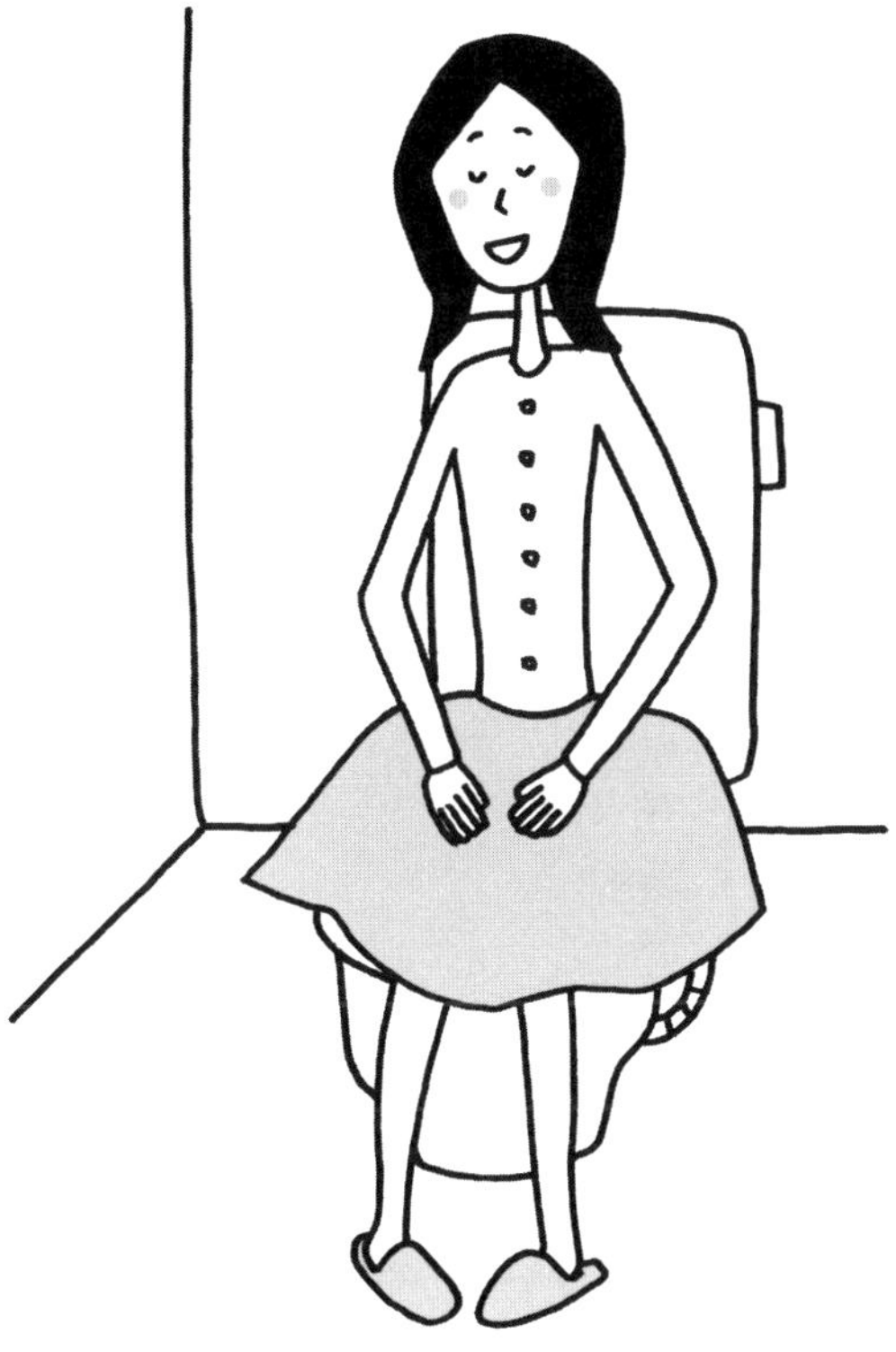

便意を取り戻すための方法として、ウォシュレットの水で
肛門周囲を刺激する。炎症を防ぐため、やりすぎないようにする。

やすくなってくるはずです。

しかし、食事とシャワートイレだけでは効果があまり思わしくない場合、市販の酸化マグネシウム製剤（ミルマグⓇなど）を取り入れてみましょう。

酸化マグネシウムは結腸内の内容物の中に水分を貯留させ、便を軟らかくします。腸の中でふたをしていた硬い便がなくなれば、おなかのガスも排出されやすくなります。その結果、おなかが張らなくなってきます。これが患者さんにとっては、実はいちばん大きいことなのです。

便秘でこのガスが抜けないと、腹部からときに胃のあたりまでも苦しくなり、人によっては張りや痛みで日常生活が困難になります。便がたまることよりも、ガスがたまることのほうが実際に感じる苦痛は大きいのです。それがつらくて下剤を飲んでいるという人も少なくありません。実際、この苦しみを改善できれば、患者さんは大きな満足が得られます。下剤依存症からの離脱に対し、必ず前向きな気持ちになれるはずです。

なお、酸化マグネシウム製剤の服用量は、それぞれの用法・容量に従って、決められた用量内にとどめてください。服用量が多すぎた場合、腎臓《じんぞう》や腸に負担がかかることがあります（酸化マグネシウムを使っても症状が改善しない場合は中等症以上と考えられますので、160ページ以降を参照してください）。

⑤ 今まで服用していた下剤をへらしていく

さて、上記の方法を併用することで、あなたの排便力は少しずつ戻ってきています。特に酸化マグネシウムの効果は大きく、排便がいつもよりスムーズになるはずです。

その時点から、従来服用していた下剤をまずは1錠、減量してみます。

こうして、また①〜④の方法を行い、様子を見ます。このときの食事療法は、1週間の「腸内リセットプログラム」を行わず、腸内クリーン維持法のみでけっこうです。

また、下剤の量をへらしたことで再度便が硬くなったり、排便が困難になったりするようでしたら、元の服用量に戻してもかまいません。こうしておくと、それほど不安を感じずに、下剤を減量させていくことができます。また改めて、食事療法と運動、酸化マグネシウムの服用を続けましょう。自分の体調と排便の様子を見ながら、下剤をへらしていきます。

調子よく進んできた人も、それまで服用していた下剤を一気にやめてしまうのは避け、1錠、また1錠と段階を踏みながら減量を進めていくことが大切です。

もともと服用していた下剤の種類や量に個人差があるので、効果を感じるまでの時間は一律にいいにくいのですが、下剤をへらし始めるまでの期間は、いちばん最初の腸内リセットプログラムを始めてから2〜4週間をめどに考えるとよいでしょう。下剤依存症からの脱出に、あせりは禁物です。

⑥ 坐薬で便意を起こす

具体的に下剤の減量が始まったら、ここから、さらに便意を促すために「新レシカルボン坐剤®（ゼリア新薬工業など）」を併用していきます。

新レシカルボン坐剤は文字通り、坐薬型の便秘治療薬です。新レシカルボン坐剤®は「コーラック坐剤®（大正製薬）」と同じ物で、両者とも薬局で市販されています。

129ページで説明したように、坐薬の有効成分である炭酸ガスによって直腸が膨張し、直腸壁が伸展すると直腸反射で「便意」が起こります。これに伴って便が排出されるのです。

なお、坐薬は便が肛門に最も近いS状結腸まで来ているときに入れるのが、最も有効な方法です。便がS状結腸にきちんと存在していれば、坐薬によって直腸反射が起こり、「排便」となります。

完全に便意を失っている場合は、坐薬を挿入《そうにゅう》しても最初は直腸反射、つまり便意を体で感じることはできませんが、徐々に戻ってきます。便意が少しでも残っていれば、坐薬を挿入することで、便意を比較的強く感じることができます。

また、S状結腸に便がない場合、直腸内に坐薬を入れても排便にはいたりませんが、多少なりとも直腸壁が伸びますので、「便意」を復活させるトレーニングになります。このトレーニングが重要ですから、便がS状結腸になくてもよいのです。

便秘の人の場合、腸内のガスがたまっていることが多いので、ガスがS状結腸から下行結腸まで移行し、おなかが張ってきます。しかし、新レシカルボン坐剤®を使うと、S状結腸にたまった便が排出されることで、ガスも排出されやすくなります。

しばらくは坐薬を挿入して5〜6分我慢してもらい、肛門からいきんでガスを排出させるようにします。これを続けているうちに、便がS状結腸から直腸にたまると便意が起こるようになります。

なお、坐薬は朝食の1時間後と寝る2時間前の2回、使うように指導していますが、どちらか1回でもOKです。朝忙しい人が多いと思いますので、その場合は時間が取りやすい就寝前（寝る2時間前くらいが目安）がいいでしょう。

1日2回の使用にすると、朝か夜、どちらかの使用回には、まず間違いなく便がS状結腸まで来ていることが多くなります。そのため、直腸反射の訓練とともに排便もできるようになります。ある意味で、一挙両得といえるのです。

坐薬で便意を起こす！

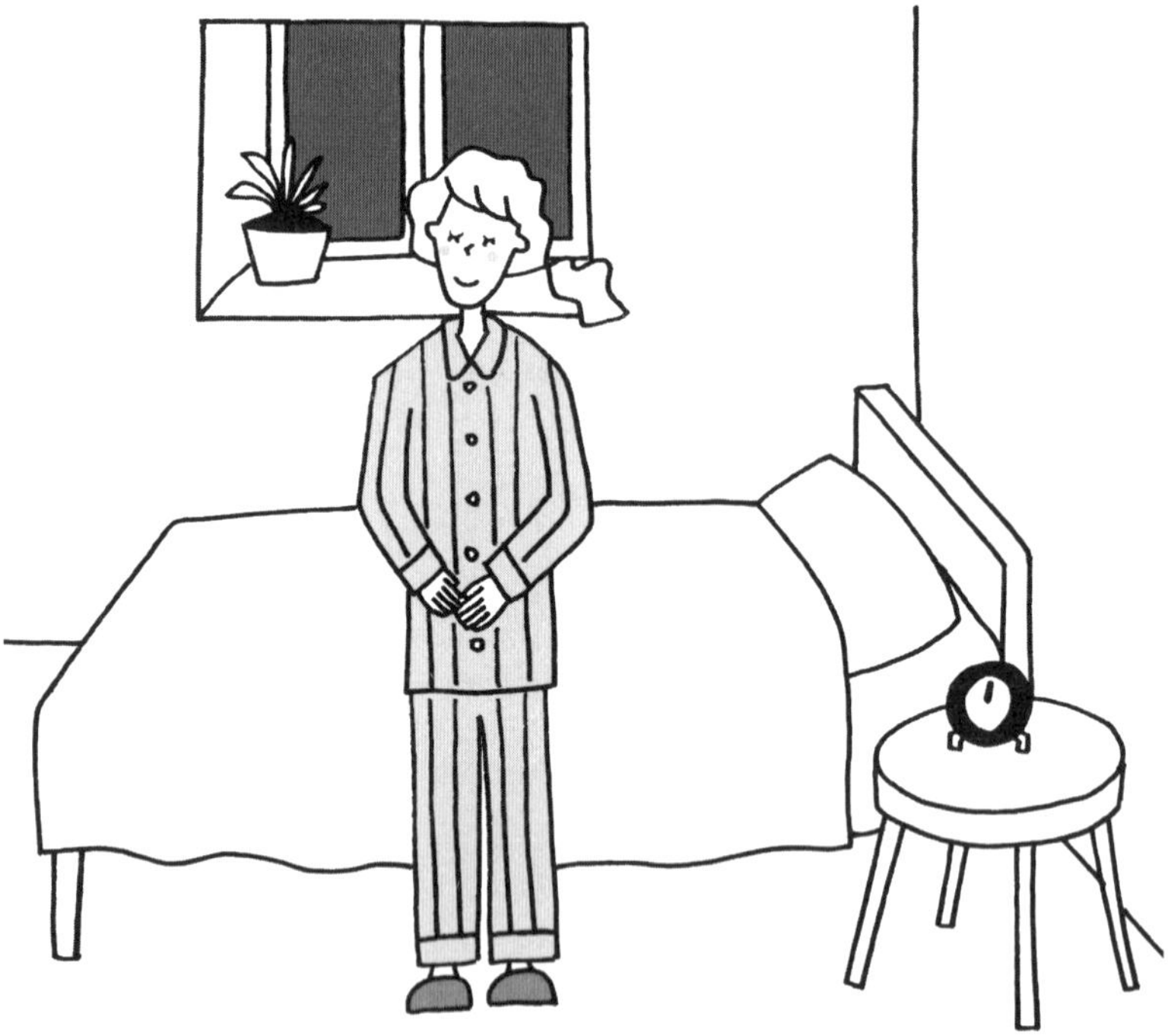

坐薬は肛門から入るとカプセルが溶け、炭酸ガスが発生する。
このガスが腸を刺激し、便意を感じるようになる。

便意復活後のコントロール法

坐薬を併用していくと、徐々に自然の便意が復活してきます。具体的には、食事をすると、食べたものが胃に入って小腸が動き、それに伴って結腸のぜん動運動が起こりますが、このときに便が貯留していれば、直腸反射も起こって、「便を出したい」という感覚を覚えるようになってきます。自然の便意が復活してきた証拠です。

便意を感じるのが、3~5回の排便のうちに1回程度であってもかまいません。これは大きな「治る兆候」です。

ただし、この時点で坐薬の使用をやめてしまうと、自然の便意を完全に復活させることができません。油断して坐薬を中止すると、元に戻ってしまうので、最低でも3カ月程度は坐薬を継続してもらいます。

さらに、その間にも基本の食事療法である腸内クリーン維持法や運動を続けます。服用している下剤も、減量が進んで次第に必要なくなってきます。最終的には、食事療法の効果も出て、定着してきますから、酸化マグネシウムがなくても便が軟らかくなり、便意も坐薬なしで起こってくるようになります。

そして、「完全に薬物を中止する」ところまでは行かなくてもよいのです。アントラキノン系の下剤に頼りきる生活から抜け出すことが、何よりも重要です。

基本的な排便力を身につけ、調子が悪いときは酸化マグネシウムなどを使いながら、便秘とうまくつきあっていけるようになればよいのです。

自宅で行う下剤減量プログラムのポイント

①食事療法：腸内リセット＋腸内クリーン維持法
②補助療法（便意を促す）：シャワートイレ
③補助療法（総合的に排便力を高める）：運動＆マッサージ
④薬剤（便を軟らかくする）：酸化マグネシウム製剤の服用
⑤薬剤（便意を促す）：新レシカルボン坐剤®を1日1～2回使用

下剤依存症からの脱出にあせりは禁物ですが、体調がよくなかったり、排便が明らかに悪化したなどうまくいかないときは、自己判断で続けず、専門医の治療を受けるようにしてください。

自宅で行う「下剤減量プログラム」の基本的な流れ

	食事療法	補助療法	薬剤	アントラキノン系下剤の減量
初日	1週間の「腸内リセットプログラム」	運動やマッサージ		
1週間目	「腸内クリーン維持法」 水分、ビフィズス菌製剤、食物繊維、オリーブオイル、オリゴ糖、マグネシウム、ビタミンCなど。食養腸のための素材を積極的に取り入れる。	シャワートイレによる肛門刺激 ［1日2〜3回］	酸化マグネシウム 食事療法、補助療法で改善が見られない場合に取り入れる。 ［ミルマグ®などの塩類下剤］	通常どおり使用してOK
2〜4週間目以降			便意を起こす坐薬 ［新レシカルボン坐剤®などを1日2回］	今まで服用していたアントラキノン系下剤を1錠へらす 食事療法、補助療法、薬剤を利用しつつ様子を見て徐々に減量

↓

基本的な「排便力」が身につく

「完全に薬物を中止する」ところまではいかなくてもOK。アントラキノン系の下剤に頼り切る生活から抜け出し、調子が悪いときは酸化マグネシウムなどを使いながら、上手に便秘とつきあうことを目指す。

症例 1

自宅で下剤依存症を治療した26歳の女性

ＯＬのＨ子さん（26歳）は、学生時代から便秘症でした。最初のうちは、ときどきアントラキノン系の下剤を使う程度でしたが、仕事が忙しくなってきてからは下剤を使う頻度が多くなってきました。服用しないと便がたまり、１～２日でおなかが張って苦しくなってしまうのです。

服用する下剤の量も徐々にふえていき、１日あたり５錠（１日の服用量が３錠までの薬剤）になってしまい、知り合いを通じて当院に連絡してきたのです。

そこで私は、Ｈ子さんに前述の自宅でできる下剤減量プログラムを指導しました。

彼女が実際にプログラムを開始する前に、私が特に気になったのが食事内容でした。朝食を取らないことがほとんどだったのです。

そこで、食事療法ではしっかりと朝食を食べることを第一の目標とし、オリーブオイルをぬったライ麦パンとヨーグルトを定番メニューに決めました。運動やマッサージなどの補助療法にも取り組みました。

しかし、便は以前に比べて軟らかくなったものの、なかなか便意が起こらないのです。また、相変わらず、おなかの張りもある状態でした。

そこで、新レシカルボン坐剤®を薬局で購入してもらい、使用を開始しました。これを朝食から1時間後に使うようにしました。

さらに食事療法では、食物繊維入り飲料のファイブミニ®や、マグネシウムの豊富なコントレックス®（ミネラルウォーター）を欠かさず取るようにしてもらいました。

その結果、おなかの張りが徐々によくなり、便意も復活してきました。そこで、従来服用していた下剤を1カ月に1錠の割合で減量していくようにしました。

その後、約6カ月たちますが、現在では下剤はほとんど必要ない状態です。また、坐薬なしでも朝食後30分～1時間以内には自然の便意が起こるようになりました。

下剤依存症から脱出するための下剤減量プログラム【中等症編】

薬物療法が重要になる中等症以上の下剤依存症

下剤への依存度が中等症以上のかたは、必ず医師の診察のもとに下剤の減量と離脱を行うようにしてください。自己判断で行うと、まったく排便ができなくなってしまうことがあり、危険です。

したがって、ここから紹介する方法は私がクリニックで患者さんに指導している方法になります。自宅で行うことは不可能なことをご了承ください。

ちなみに、中等症以上の人の場合も、食事療法、シャワートイレによる肛門刺激、運動やマッサージなどの生活習慣の基本は変わりません。大きく異なるのは、薬物療法を積極的に取り入れていくことです。

●中等症で行う下剤減量プログラムのポイント

①食事療法：腸内リセット＋腸内クリーン維持法
②補助療法（便意を促す）：シャワートイレ
③補助療法（総合的に排便力を高める）：運動＆マッサージ
④薬剤（便を軟らかくする）：酸化マグネシウム製剤の服用
⑤薬剤（便意を促す）：新レシカルボン坐剤®を1日1〜2回使用

中等症の人はアントラキノン系下剤の連用によって起こる「大腸メラノーシス」を抱えているケースが多く、これが原因で腸管の働きがすっかり障害されています。

軽症に比べさらに便は硬く、ガスも軽症に比べてよりたまりやすいため、午後になるとおなかの張りが強くなってきて、その結果、たまったガスが胃を圧迫して食事が取れなくなってしまう人もいるほどです。このため、使っていたアントラキノン系の下剤をいきなり中止するとうまく排便できず、逆におなかが張って、つらいと訴えてくることがよくあります。

ですから、徐々にアントラキノン系下剤を減量していく方法を取ることが大切です。

治療でも、軽症と同様に酸化マグネシウム製剤と新レシカルボン坐剤®を併用します。

酸化マグネシウム製剤の服用量は、1日あたり2gになります。これで1日排便がない場合は、従来服用していた下剤を服用してもよいとします。

これで軟便になるようであれば、10～50%をめどに、アントラキノン系の下剤を減量していきます。ただし、患者さんに不安を与えないため、下剤の減量にあたって便が硬くなる、排便が困難になるなど症状が悪化するようであれば、従来の下剤を元の下剤の量に戻してもいいというルールを提示しておきます。

一向に下剤がへらない場合は漢方薬を追加

酸化マグネシウム製剤にアントラキノン系下剤を併用しても排便がうまくいかず、下剤から一向に離脱ができない場合、さらに追加薬剤として、防風通聖散を1日あたり5～7・5g、服用してもらいます。

こうしたケースに薬を追加する場合、その薬剤は確実に効くためにある程度強い効果のものが必要である反面、大腸メラノーシスの心配が少なく、副作用が極力少ないものを選ばなければなりません。この点、防風通聖散はうってつけです。

この防風通聖散を併用することで便がスムーズに出るようになり、アントラキノン系下剤の離脱が可能になってきます。なお、防風通聖散は症状がよくなったら徐々にへらしていきます。

中等症の場合、下剤の減薬はできたとしても、便意が戻ってくるまでには時間がかかります。便意が戻らないと、完全な形で下剤依存症から脱出することができず、排便力もきちんと身につかないまま、元の状態に戻っていってしまいます。

中等症では、たいていの場合、治療開始から6カ月後くらいから便意が徐々に戻ってくることが多いようです。

それまでは坐薬を使っても、その効果になかなかピンと来ないものです。このため、新レシカルボン坐剤®を続けることが次第に困難になってきて、治療から離脱してしまう人がいます。しかし、「反応がないから」と、ここで坐薬をやめてしまっては逆効果。ぜひとも、あきらめずに続けてほしいのです。

一度、自然な形での便意を取り戻し、酸化マグネシウム製剤で便を軟らかくして、直腸へ向かって排出できるようにしておけば、便意をきっかけに、スムーズな形で自然に排便ができるようになります。

これが、排便力を取り戻す根本的な治療につながっていきます。

下剤依存症から脱出するための下剤減量プログラム【重症編】

心の問題を伴う重度の下剤依存症

最後に、最も重い下剤依存症の治療法について述べていきます。このタイプの人だと、1日に下剤を何十錠、あるいはそれ以上飲んでいるような人もいます。このタイプは私も、ある意味で現在でも手探りで治療を行っているところがあります。それは、心の問題がかかわってくるため、ひとくくりにして対応することが難しいからです。

重症の患者さんたちのタイプは2つに大別されます。ひとつは「おなかが張る、排便がうまくいかない」という理由から、苦しさのあまり、下剤の服用量がどんどん増加してしまったケースです。

この中には、「下腹部が張ると、みっともない」「おなかが出ているから、恥ずかしい」という意識をもっている人も含まれます。また、「排便がないと不安だ」という気持ちから、服用量がふえてしまったケースもあります。

根気強い治療で重症の人も必ず改善する

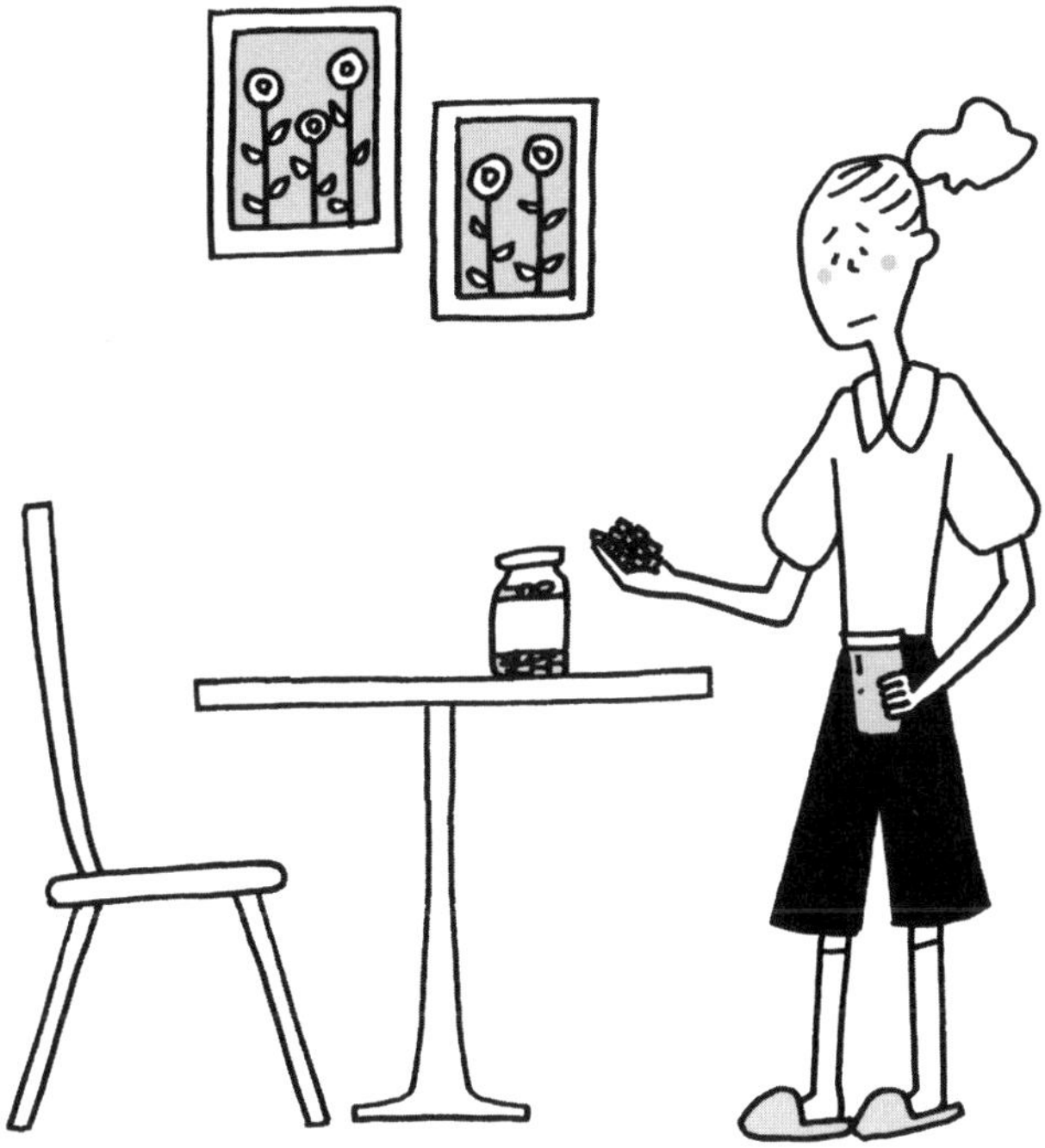

「下剤を手放せない」との強い思いを持つ重症の下剤依存症は、心の問題もかかわるため治療が非常に困難。しかし、根気強い治療で必ず光が見えてくる。

もうひとつは、いわゆる摂食障害《せっしょくしょうがい》（拒食症《きょしょくしょう》および過食症《かしょくしょう》）を合併しているケースです。摂食障害とは、主に拒食症と過食症の総称です。患者の極端な食事制限や過度な量の食事の摂取などを伴い、それによって患者の健康にさまざまな問題が引き起こされるという疾患《しっかん》なのです。

拒食症では極端な食事制限から、体重が極限までへって、月経が停止することがあります。また、拒食症や過食症いずれの場合も、短時間に大量の食べ物を摂取し、指や手を口に入れて食べたものを全部吐いたり、食べた分をすべて排出しようとして下剤を乱用したりしてしまうことも少なくありません。

その結果、カリウムなどの電解質《でんかいしつ》（血液中の塩類）が失われて不整脈《ふせいみゃく》が起こったり、栄養失調による感染症や貧血、筋萎縮《きんいしゅく》（筋肉が萎縮し、弱ってしまう状態）や骨粗《こつそ》しょう症（骨がスカスカになる病気）など、深刻な病気が引き起こされたりしてしまいます。また、こうした患者さんは抑《よく》うつ症状や自傷行為、アルコール乱用などの精神症状を伴うケースも多いのです。

摂食障害は若い女性に多く、軽い拒食症では特にダイエットがきっかけとなって起こる例が多いといわれます。しかし、根本原因には親子間（特に母娘間）の問題も大きいといわれます。

さて、摂食障害と下剤依存症とのかかわりは、先に述べたとおり、食べたものを無理やり排出させるための下剤乱用の問題からきています。さらに摂食障害の人では、消化機能がスムーズに働かなくなっています。つまり、胃や腸の働きが悪いので、これにより、便秘が起こりやすくなっています。

私の経験では重症の2つのタイプでは、この摂食障害を伴っているケースのほうが治療が困難です。しかし、一方で、根気強く治療を続ければ、必ず光が見えてくるというのも事実なのです。

摂食障害を伴わないケースの治療法

基本的な流れは、以下のとおりになります。

①食事療法：腸内リセット＋腸内クリーン維持法
②シャワートイレによる肛門刺激
③運動やマッサージなどの補助療法
④薬物療法（便を軟らかくする）：酸化マグネシウム製剤＋防風通聖散

⑤薬剤（便意を促す）：新レシカルボン坐剤®を1日1～2回使用
⑥高圧浣腸《こうあつかんちょう》

①～⑤の生活習慣の改善と薬物療法の基本は、中等症と同じです。ただし、従来服用していた下剤の減量は、腹部膨満感《ぼうまんかん》が出現しないように、さらにゆっくりと行っていきます。アントラキノン系の下剤を減量しているときに、ほんの少しでも腹部膨満感、排便困難感、不安感などが生じたら、アントラキノン系の下剤を元の量に戻してもよいといっています。

患者さんの話を聞くと、下剤をへらして次の日に排便ができなかったらどうしようと、最初のうちはすごく不安になるのだそうです。ですから、減量当初は、排便はもちろんのこと、腹部膨満感等の症状が出現しないように、そして症状が出現したら薬を元に戻してもよいと説明しておくと、患者さんの不安が解消し、時間はかかりますが、アントラキノン系下剤の減量がうまくいくことになります。

おなかが張ってつらい人は、1週間に1～2度程度、高圧浣腸を行います。高圧浣腸は肛門からチューブを入れ、ぬるま湯の水圧を利用することによって、排便を促し、たまっていたガスを出す方法です。こうすることで、一時的におなかがすっきりします。

高圧浣腸は通常、腹部膨満感が強く、排便が困難な場合に行います。私のクリニックでは、週に1回を目安にしているのですが、重症の場合は週に1～数回行ってもOKとしています。なにより、とまっている排便を促して、まずは腹部膨満感を軽減させることが大切だからです。ただし、高圧浣腸も連日行うと習慣化して、浣腸なしで排便できなくなってしまうことがあるので、やりすぎはいけません。このあたりの見極めが必要になります。

最近診《み》ている患者さんの中で、アントラキノン系下剤を最高1日80錠服用していた人が、約2年かけて、1日10錠まで減量できた人がいます。現在は、おなかの張りがときどきあるくらいで、排便困難感もあまりなく、あと5～6カ月程度で、アントラキノン系の下剤から離脱ができるのではないかと考えています。

摂食障害を伴うケースの治療法

摂食障害を伴う場合は、食事のコントロールが難しいため、今までのケースのような腸内リセットや腸内クリーン維持法を行うことができません。

固形物を摂取するとおなかが張ったり、食事そのものに抵抗があったりするため、流動物しか取らない人、または、朝、昼はさほどでもなくても、夕方になるとおなかが張るのが強くなるため、取ろうとしても食事が取れなくなってしまうという訴えの人が多くいます。また、体重が30～35kgにまで低下しているケースもあるので、バランスを崩《くず》すと非常に危険な状態になってしまうことが多いのです。

しかも、摂食障害で体重が減少してしまうと、二次的に胃・腸の運動障害が起きてきます。そのため、腹部膨満感がさらに強くなるのです。

こうなると薬物療法だけでの治療は難しいので、まずは心理療法や行動療法を専門医のもとで受けてもらうよう指導します。そこでは必要に応じて、腸に直接、栄養を補給する経管栄養剤（インシュアリキッド®）などの栄養剤の治療を受けてもらうこともできます。

心理療法、行動療法が始まったら併行して、薬物治療を開始していきます。しかし、あとで述べるように、患者さんの希望で先に薬物治療から始まるケースもあります。

具体的には、酸化マグネシウム製剤を使っていきます。服用量は今までのケースと同じ2gから始めます。従来服用していた下剤については、ある程度、服用を自由にしておかないと不安感が増強します。ですから、減量は本人の納得が得られた場合にのみ行います。逆に希望があれば増量、という方法をくり返していきます。これでうまくいかなければ、ラキソベロンという下剤（ピコスルファート製剤というタイプの大腸刺激性下剤。比較的副作用が少ない）をプラスします。

また、腹部膨満感を軽減させるために、希望により高圧浣腸（週に1～数回程度）を行っています。このタイプの患者さんが特につらい訴えが腹部膨満感ですので、これがなくなると、治療にも前向きになってくれる人が多くなります。

さらに、便意回復のために、新レシカルボン坐剤®を使います。同時にシャワー便座による肛門刺激や、そのほかのマッサージなどの補助療法も無理のない範囲で併行していきます。

食事療法に関しては、最初は水溶性食物繊維を含む流動食や飲料水を積極的に取るようにしてもらいます。

これである程度効果が出てきたら、タンパク質、脂質、炭水化物をバランスよく摂取していくよう指導します。まずは、きちんと栄養を取ってもらうことが大切です。

摂食障害による栄養不良の症状が進行してくると、筋肉が徐々に崩壊していきます。そこで、特にBCAAを含有する食事を積極的に取ってもらうようにします。BCAAとは、バリン、ロイシン、イソロイシンという3種のアミノ酸です。

筋肉のもととなるタンパク質を構成するアミノ酸には20種類ありますが、そのうち体内で合成できない9種類を必須アミノ酸といいます。必須アミノ酸の40%を占める特に重要なアミノ酸が、BCAAなのです。

しかし、こうした治療は一筋縄《ひとすじなわ》ではいきません。現在治療中の患者さんのケースを紹介しますと、まず、本人の希望で薬物治療から開始しました。酸化マグネシウム製剤や坐薬の治療を試みましたが、「アントラキノン系の下剤はある程度減量できても、おなかが少しでも張ると固形物が取れない」といい、体重が32kgまで減少してしまいました。

そこで、専門医を紹介し、他医で心理療法や経管栄養剤などの栄養剤の治療を受けてもらい、こちらでは、筋肉の崩壊と上下肢の筋力低下を防ぐ目的でアミノ酸飲料の服用を勧めました。現在、なんとか心身のバランスを保っていますが、体重が30kgを切ってくると生命に危険が生じるので、油断できない状況です。

このように、摂食障害を伴った重い下剤依存症の治療は非常に困難であり、私も現在、改善策を試行錯誤で検討中というのが事実です。実際、食事が困難で入院治療が必要なケースなども多くあります。

また、摂食障害のかたには当然ながら、患者さんの納得のもと、あせらずに根気よく症状改善に向けて治療に取り組む姿勢が大事です。そして、家族をはじめとした周囲の理解も、必要不可欠になります。今後、医師も患者も本格的に取り組んでいかなくてはならないケースでしょう。

症例 2

1日70錠の下剤を連用していた35歳の女性

高校時代から便秘がちだったC子さん（35歳）。大学卒業後、会社に入ってからは腹部膨満感や便が硬くて排便が難しいなど、症状が悪化してきたため、市販のアントラキノン系下剤を週に1～2回程度服用するようになりました。

しかし、仕事がデスクワークでほとんど歩くことがなく、ダイエットのため朝食を取らないことが多い生活で便秘はさらに悪化。下剤を毎日欠かさず飲むようになってしまったのです。

やがて、「排便がないと不安」「ダイエットも成功させたい」という気持ちから、常用量で済んでいた下剤の量が次第にふえ、1日に服用する下剤の量が50錠（常用量は2～3錠）、当院に来る時点では70錠前後にまでなってしまっていたのです。

このような量を服用することができたのは、薬局で1回に500錠単位の購入が可能であったからといいます。1カ月に4～5店を回れば、必要量の下剤を手に入れることができてしまっていたのです。

C子さんは初診時、身長165㎝で体重45㎏とやせ型でした。聞けば、朝食

症例
2

1日70錠の下剤を連用していた35歳の女性

抜きで炭水化物を制限するダイエットを行っているといいます。大腸内視鏡検査ではがんなどの病気は見つかりませんでしたが、下剤の副作用と思われる「大腸メラノーシス」がありました。

C子さんには、重症の下剤依存症であることを説明しました。摂食障害とはいかないまでも、食べることに抵抗感を感じているところがあったので、まずは朝食として、毎日プレーンヨーグルトにオリゴ糖や輪切りのバナナを2分の1本程度入れて食べることをアドバイスしました。このように半固形から流動に近い食べ物だと、抵抗感を持たずに食べられるケースが多いからです。

同時に酸化マグネシウム製剤を1日2g、新レシカルボン坐剤®を1日2回(朝と就寝前)に使用してもらいました。なお、入浴後にはファイブミニ®1本、夜にはラキソベロン錠と従来服用していた下剤を飲んでもらうことにしました。

従来の下剤はいつも通りの70錠。まずはあえてへらさないことで不安感をなくしてもらうようにしました。

やがて、治療の効果でおなかの張りや排便の困難感がへってきたので、まずは従来の下剤を3錠減量してみたところ、比較的スムーズに排便できました。70錠から見ればわずか3錠ですが、「以前はそれでもとても排便できなかった」とC子さんはいいます。しかし、「減量すると排便できなくなるのでは」とあいかわらず不安のほうが強く、それから下剤の量はまた元に戻ってしまいました。

が、その後、高圧浣腸などを併用し、腹部の張りが消失したことをきっかけに、再び下剤の減量に前向きになってくれました。

結果、1カ月に4〜5錠前後の割合で下剤の減量ができるようになりました。同時に食事療法にも力を入れてもらい、朝食だけでなく、夕食（野菜入りのスープなど）でも積極的に食物繊維を取るよう指導したところ、便通がよくなり、この半年で順調に下剤の減量ができてきています。今後は、アントラキノン系下剤の服用がときどきですむことを目標に治療をしていく予定です。

column 4

コーヒーを入れた浣腸のやりすぎに注意

先ほど、重症の下剤減量プログラムの項で高圧浣腸のことをご説明しました。この高圧浣腸に関して、最近困った問題があります。「コーヒーを入れた浣腸」です。

コーヒーを入れた浣腸は肛門から管を入れそこからコーヒー液を注入し、大腸内の便を排出させる方法で、インターネットなどで浣腸の器具を購入することもできるようです。これは医師の立場から見れば、いわゆる「高圧浣腸」と同じ作用です。

高圧浣腸は従来、ぬるま湯を筒に入れて上につるすことで圧をかけて、腸内にぬるま湯を入れる方法で、医療機関で行われるべきものです。下剤を服用していても便が硬くて排便が困難な場合や、開腹手術で腸管が癒着《ゆちゃく》し、便がつまってしまった場合などに有効とされています。週に１回程度行うのが基本で、やりすぎは逆効果です。

ところが、来院した患者さんの中に、コーヒーを入れた浣腸を１日２回、２年以上にもわたって毎日行ってきたという人がいました。

その結果、浣腸以外の方法で、排便ができなくなってしまったというのです。無理やり腸を刺激することをくり返してきたため、直腸反射が完全に消失してしまったわけです。浣腸を行わなければならないため、外出が難しいことも患者さんの大きな悩みでした。

下剤よりも強い刺激を与え続けてきたわけですから、治療は困難を極めました。酸化マグネシウム製剤はあまり効果が認められず、防風通聖散を投与しました。そして、様子を見ながらコーヒーを入れた浣腸を１日１回にへらしたところ、排便できる日がふえてきました。この調子でこれから先もさらに浣腸を減量していくことを考えています。

このように、下剤と同様、浣腸も自己判断で行い続けることは非常に危険なのです。

補　章

「便秘外来」について

便秘外来とは

便秘や下剤依存症の治療を受けるなら、「便秘外来」を受診するのが一番です。

便秘外来はいわゆる専門・特殊外来のひとつです。こうした外来は標榜科《ひょうぼうか》（内科や外科など、病院や診療所が外部に広告できる診療科名のこと）ではありませんので、看板などで見つけるのは難しいのが現実です。

私の知る範囲内では、肛門科《こうもんか》主体の病院やクリニックで「便秘外来」を行っているところがいくつかあります。探す場合は肛門科に問い合わせるのがいいでしょう。ちなみに、私が以前勤務していた松島クリニック（神奈川県・横浜市）では、私が「便秘外来」を担当していましたが、現在は同じグループ内の病院で、肛門科が中心の松島病院（同・横浜市）に移行しています。

一方、大学病院をはじめとした大規模な病院で便秘外来を行っているところは、ほとんどないのが現状です。これは、重篤《じゅうとく》な病気に比べると便秘は軽く見られること、そもそも便秘単体では病気として認知されないこと、下剤を処方する以外の効果的な治療法が確立されておらず、かといって生活習慣の見直しなどの指導が時間的にできないからなど、さまざまな理由によるためと考えられます。

また、肛門科よりも、胃腸科や消化器科のほうが、比較的便秘に関しては専門なのでは？と考える人もいるでしょう。しかし、胃腸科や消化器科で便秘外来を行っている施設は、ないわけではありませんが、必ずしも多いとはいえません。

厳密にいえば、このような科では便秘は診《み》てもらえるのですが、それはあくまでも、がんやポリープをはじめとした便秘に潜んでいるほかの病気を発見するためのきっかけにすぎません。私も当初はそうでしたが、一般の胃腸科や消化器科の医師にとって重要なのは、大腸がんや大腸ポリープの発見だからです。

それだけに、異常が見つからなければ、下剤を投与され、「様子を見てください」で終わってしまうことになります。そして下剤で症状が軽減し、再診となったとき、おそらくは下剤を再度、処方されて、患者さんが「もういらない」というまで、下剤を投与し続けることになるでしょう。何度もいうように、排便力の衰えや下剤依存症という問題が非常に重要であり、その悩みを抱えている人が多いことに気づいている医師は多くありません。

こうした点を踏まえ、慎重に便秘外来を探しましょう。インターネットを使い、ホームページを参考に選んでいくのもよいと思います。

便秘外来のかかり方

どの科でもそうですが、一般の外来では患者数が多く、多忙なこともあって、特に再診の場合は、ひとことふたこと、話をしただけで診察は終了というケースがほとんどです。これに対して、専門・特殊外来である便秘外来の場合は、比較的、じっくり診てもらえることが多いでしょう。

実は便秘の治療は、まず、患者さんの訴えを時間をかけて聞くことが不可欠です。話を聞かなければ、病気の程度や原因を探ることはできません。当然、その人に合った治療を計画することもできないのです。ですから、いい便秘外来は、まず、話をしっかり聞いてくれる医師がいることが必要条件です。

さらに、聞き上手な医師であることも重要でしょう。

というのも、いくら昔よりも情報が氾濫《はんらん》しているとはいえ、特に女性にとって、便秘や下剤依存症の話をすることはやはり恥ずかしいからです。特に重症の患者さんでは、誰にもつらい症状を話せないまま、数年から10年以上も過ごしてきたケースがよくあります。

「一般的な便秘の本に書いてある対処法はひととおり行ったのに、まったく改善しない」「私

便秘外来での主な問診の内容
（松生クリニックの場合）

① それまで服用していた下剤の種類

② 下剤の服用量

③ 食生活（1日に何回食事をするか、食事の内容など）

④ 偏食の有無

⑤ 下剤の服用期間

⑥ 開腹手術の有無

⑦ 自然な便意の有無

⑧ 他の疾患《しっかん》や、服薬などの有無

⑨ 性差による症状（PMSなど）の有無

の体にはどこかに障害があるのだろうか」と、ひとり悩み続けてきたのです。便秘外来では、こうした患者さんの秘められた思いを上手に聞き出さなくてはなりません。

ちなみに私は初診の患者さんに対して、まず話の聞き手にまわることにしています。その後、自覚症状の経過や程度の話から始まって、アントラキノン系下剤の服用期間、治療経験の有無、開腹手術の経験の有無、食生活の内容、ライフスタイルの内容などをゆっくりと聞いていきます。ここまでで20分くらいはあっという間に経過してしまいます。

なお、問診の場合、もうひとつ大事にしているのは、患者さんの症状のつらさを理解するということです。そのうえで、「多くの患者さんが同じような悩みを抱えています。あなただけではありませんから心配しないでください」とお話しすると、みなさん「ホッとした」といった言葉を述べられるのです。

便秘の裏に重要な病気が潜んでいないかを調べる各種の検査

問診で病気の状態をある程度、推測することは可能です。しかし、便秘の裏に大腸がんなどの重大な病気があるかどうかを調べるため、便秘外来では、腹部X線（レントゲン）撮影や大腸内視鏡《ないしきょう》検査（後述）を行います。

X線撮影では腸内にガスや便があるかどうかを調べ、大腸内視鏡検査では大腸メラノーシス（大腸黒皮症《こくひしょう》）があるかどうか、また、術後の腸管癒着症《ちょうかんゆちゃくしょう》が実際にどんな状態なのかなどのほか、ポリープや大腸がんがあるかどうかも調べていきます。なお、便秘で苦しいときは浣腸《かんちょう》や摘便《てきべん》（便をかき出すこと）などの処置もしてもらえます。

一度は受けたい大腸内視鏡検査

便秘や下剤依存症でやって来る患者さんに対して、私は必ず大腸内視鏡検査をお勧めしています。というのも、近年、大腸がんが非常に増加傾向にあります。２００３年には、女性のがん死の中で1位となり、男性も4位となっています（次ページの表参照）。

そして、大腸がんと便秘はなんらかのかかわりがあると私は考えています。というのも、松島病院大腸肛門病センターで私は約10年間、2万件以上の検査を行ってきましたが、このうち、大腸がん、特に早期大腸がんが見つかった患者さんの自覚症状では、表に示すように、便秘を訴える人が20％程度認められました。これは決して多い数字ではありません。

しかし、早期大腸がんができやすい部位を見てみると、約70％が肛門に近い直腸《ちょくちょう》とS状《じょう》

大腸がんでの死亡率が増加している

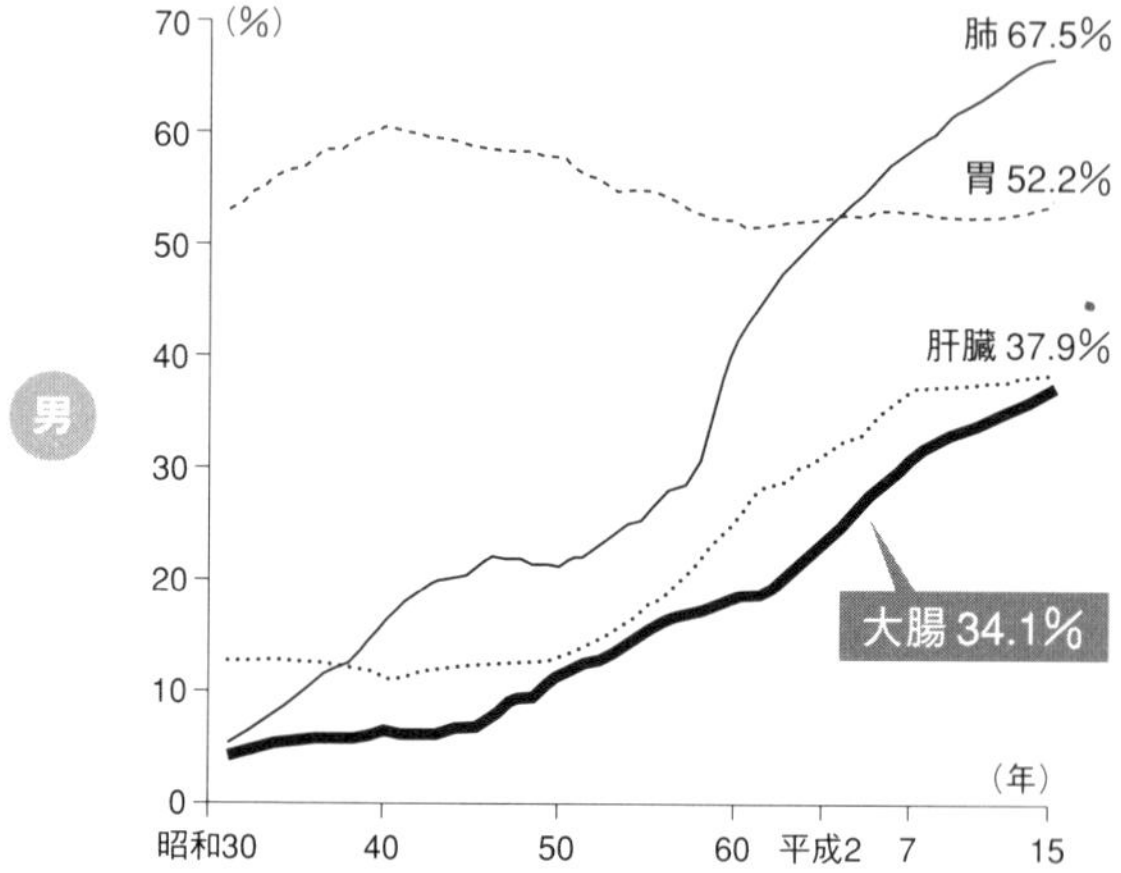

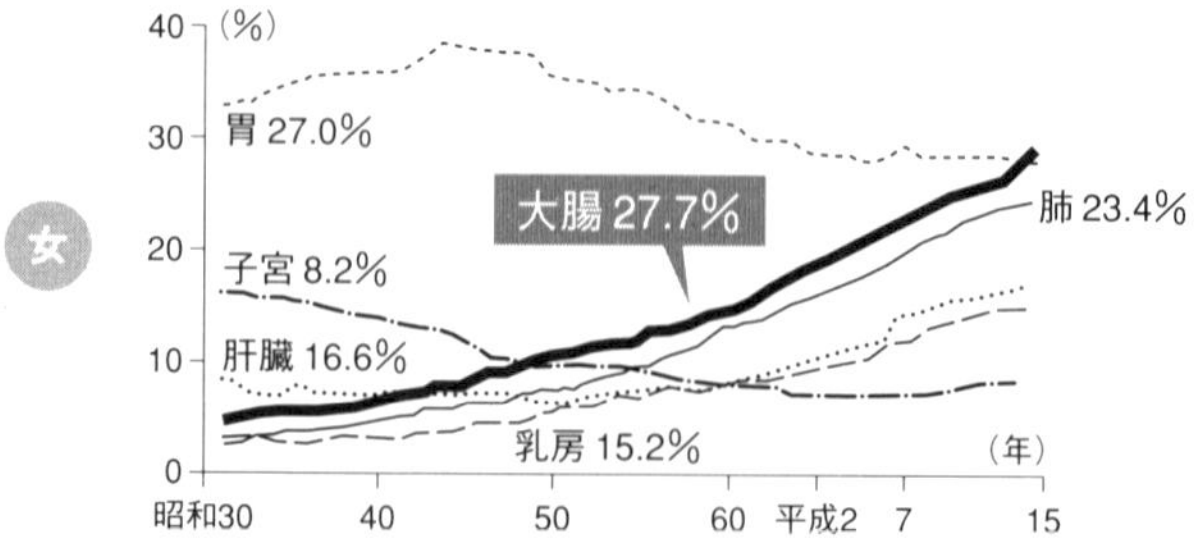

(厚生労働省　平成15年人口動態統計月報年計より)

早期大腸がんが起こりやすい部位

S状結腸	243人（46%）
直　　腸	125人（24%）
上行結腸	77人（15%）
横行結腸	50人（10%）
下行結腸	40人（ 8%）
盲　　腸	29人（ 6%）

（松島病院大腸肛門病センターにおいて著者調査。全例524人。複数回答あり）

結腸《けっちょう》なのです。直腸とS状結腸は、便が停留する時間が長い部位です。便が停留する時間が長ければ長いほど、つまり慢性的に便秘を抱えている人では、発がん物質がS状結腸や直腸に長く貯留して、発症の危険性が高まると考えられるのです。

「がんが見つかるかもしれない」などと考えれば、非常に怖いことかもしれませんが、早期で見つけられるというのは非常にラッキーなことです。1985年ころまでは、日本における早期大腸がんの発見率は、それほど高いものではありませんでした。しかし、90年代以降、内視鏡に高性能のビデオカメラを組み込んだビデオスコープ（電子スコープ）が使われるようになり、診断の精度は飛躍的にアップしており、現在の診断技術で命が助かる人が飛躍的にふえています。

大腸内視鏡で発見できる早期がんでしたら、外科で大きな開腹手術をする必要はなく、内視鏡による手術、いわゆる「内視鏡的手術」ができるのも大きなメリットといえるでしょう。

大腸内視鏡検査が「つらい」は誤解

さて、大腸内視鏡検査（人間ドックなどで行われる方法ではなく、あくまで健康保険の対象となるものについて）は一般的には、「苦痛を伴うつらいもの」というイメージが広く伝わっています。しかし、これは誤解です。ほとんど知られていないことですが、医療機関によっては鎮静剤や鎮痛剤を使い、さらに内視鏡のスコープ（チューブ）を挿入《そうにゅう》する技術によって、苦痛もなく、眠っている間に終わってしまうのです。

大腸内視鏡検査を受ける前に、強い下剤や腸管内洗浄液や腸管内洗浄用の下剤（約30～50錠を水分とともに服用）で排便を促し、腸管内をきれいにします。一般的にはこれで検査の前準備は完了です。そのうえで、鎮痛剤、鎮静剤を注射し、患者さんの意識が低下したところで肛門から内視鏡を挿入し、内視鏡検査を行っていきます。

ちなみに私のクリニックでは、鎮痛剤を注射する前に約40℃のぬるま湯を1回に500㎖前後、肛門から大腸内に注入して、数回、大腸内を洗浄します。こうすると、腸内の老廃物がまったくゼロに近づき、大腸内視鏡検査を行うのに腸内が観察しやすくなります。さらには、検査後おなかの調子がよくなり、軽い便秘の人はすぐに調子がよくなります。

鎮痛剤は、患者さんの不安と苦痛をやわらげるために使います。これらの注射を使用しないと、検査中に苦痛を伴うことが多いのです。ただ、鎮痛剤は使う医療機関と使わない医療機関がありますので、事前の確認が必要になります。

患者さんの意識が低下したところで、肛門から内視鏡を挿入し、約10～15分程度かけて腸の内部を見ていきます。その後は、腸管にたまった空気を抜き、終了です。

病気がないことを確認して便秘治療を開始

大腸内視鏡検査で、がんやポリープなどの病気がないと確認できたら、改めて、便秘の治療を始めていきます。

私のクリニックで行っている便秘治療の内容は、基本的に第4章、特に中等症と重症の下剤減量プログラムでお話ししたものが基本になります。これを、患者さんと話をしながら、便秘の症状や患者さんの心身の状態を注意深く観察しつつ、下剤の減量を進めていきます。

私は、『「便秘や下剤依存症の治療はオーケストラの演奏と同じ」と常々感じています』と、本書の冒頭に申しあげました。この場合、医師はオーケストラの指揮者です。指揮者次第で、演奏はいかようにも変わります。よい方向へいけばすばらしい演奏になりますし、逆に間違った方向に行くととんでもないことになってしまいます。便秘治療を正しく行う、自分に合った指揮者を見つけ、じっくりと治療に取り組んでいただきたいと思います。

おわりに
「排便力」を身につけて快適な人生を！

「排便力」を身につけることがいかに重要か。本書を読んでくださったかたの多くは、このことを理解してくれたと思います。

排便は生理現象であり、日々のお通じはある意味、呼吸と同じです。意識せずとも、自然に起こり、生命活動を支えています。軽く見られがちな便秘ですが、排便なくしては生きていけないのです。これがなくなったらどうなってしまうのか。

本書では、1日何十錠もの下剤を使用している重度の下剤依存症の患者さんや、浣腸《かんちょう》をしないと便が出ないため、外出できなくなった患者さんの例など、かなりショッキングなケースも含めて、排便力が衰える、あるいはなくなることの怖さをご紹介しました。

これほどまでにいたらなくても、この本を手に取られた人は、何かしらの形で排便にまつわる苦痛を感じたことがあるでしょう。排便が3～4日ストップしたときの腹部膨満感《ぼうまんかん》、下剤を服用したらおなかに痛みが来たなどの経験は、思い出すだけでつらいはずです。

食事をしたら便意が自然に起こり、トイレに行けば気持ちよく排便できる。当たり前のことのようですが、これは本当に幸せでありがたいこと。腸が健康であることの証明なのです。

排便力が身についている人は、腸内環境が良好で善玉菌も多いので、病原菌が外から入ってきても、これに体が打ち勝つのです。善玉菌が多い人は長生きというデータもあります。また、排便力がある人は美しい。便を通して体の毒素や不要物の90％以上が排せつされるといわれており、便通が正常な人は体に毒をためていないのです。

女優さんやモデルさんの中には、食事療法（健康に害を及ぼすような極端な食事制限などは除きます）を徹底しているかたも少なくありませんが、これはまさに、美しさを極めるために、生活の中で排便力を日々高めているのだと私は思います。健康、美しさ……、排便力を身につけることで、さまざまなメリットがあるのです。

にもかかわらず、これまでの便秘対策はあまりにお粗末でした。テレビでは薬さえ飲めば便秘は１００％解決できるといわんばかりに、下剤のコマーシャルが流れています。一方、くり返し説明してきたように、医師の多くもまた、根本的な便秘対策をせずに、下剤を処方し続けているのが現状です。

もっともっと排便力が注目され、正しい便秘治療について関心が深まればよいと思います。

本書では、私の今までの便秘治療の経験をもとに、便秘のタイプ別や重症度別に、排便力をよみがえらせる方法を紹介してきました。この中には便通が普通にあるものの、腸の働きが悪く、食後の腹部膨満感に悩まされている停滞腸《ていたいちょう》の人も含まれています。

また、腸は自律神経《じりつしんけい》の影響を受けやすく、緊張や夜ふかしが続くと働きが悪化します。食事や運動などに気をつけたとしても、現代社会には、腸を酷使する要因がたくさんあります。こうしたことにも意識を向け、自分の腸をいたわる気持ちを持ってください。

この本の出版にあたり、狩生聖子さん、マキノ出版の北條真由美さんにはとてもお世話になりました。また、イラストレーターの須山奈津希さん、デザイナーの渡邊民人さん、田栗克巳さん、高木佳子さんによって、素敵な本が出来上がりました。お礼を申しあげます。

あなたの腸はあなたのライフスタイルによって、不機嫌にもなれば、快調にもなります。ひとりでも多くの人が排便力を身につけ、快適な人生を手に入れることを願っています。

2008年1月

松生クリニック院長　松生　恒夫

松生　恒夫（まついけ　つねお）

1955年、東京都生まれ。松生クリニック院長。東京慈恵会医科大学卒業。同大学第三病院内科助手、松島病院大腸肛門病センター診療部長などをへて、2004年1月より現職。

日本内科学会認定医、日本消化器内視鏡学会専門医・指導医、日本消化器病学会認定専門医、日本東洋医学会専門医、日本大腸肛門病学会専門医。

大腸内視鏡検査や炎症性腸疾患の診断と治療、消化器疾患の漢方療法などを得意とし、なるべく薬に頼らない便秘解消法としての地中海式食生活の指導などを行う。2008年、リセットクラブを設立。

『「腸内リセット」で便秘は必ず治る』『腸内リセットダイエット』（ともにマキノ出版）など著書も多く、既刊は20冊を超える。

装幀　渡邊民人（TYPEFACE）
本文デザイン・図版　田栗克巳・高木佳子
イラスト　須山奈津希

「排便力」が身につく本

平成20年2月29日／第1刷発行

著　者　松生恒夫
発行者　秋山太郎
発行所　株式会社マキノ出版
〒113-8560　東京都文京区湯島2-31-8
☎03-3815-2981　振替00180-2-66439
マキノ出版のホームページ　http://www.makino-g.jp
印刷所
製本所　株式会社　廣済堂

ISBN978-4-8376-1216-2　C0377